FACHVERLAG FRAUND

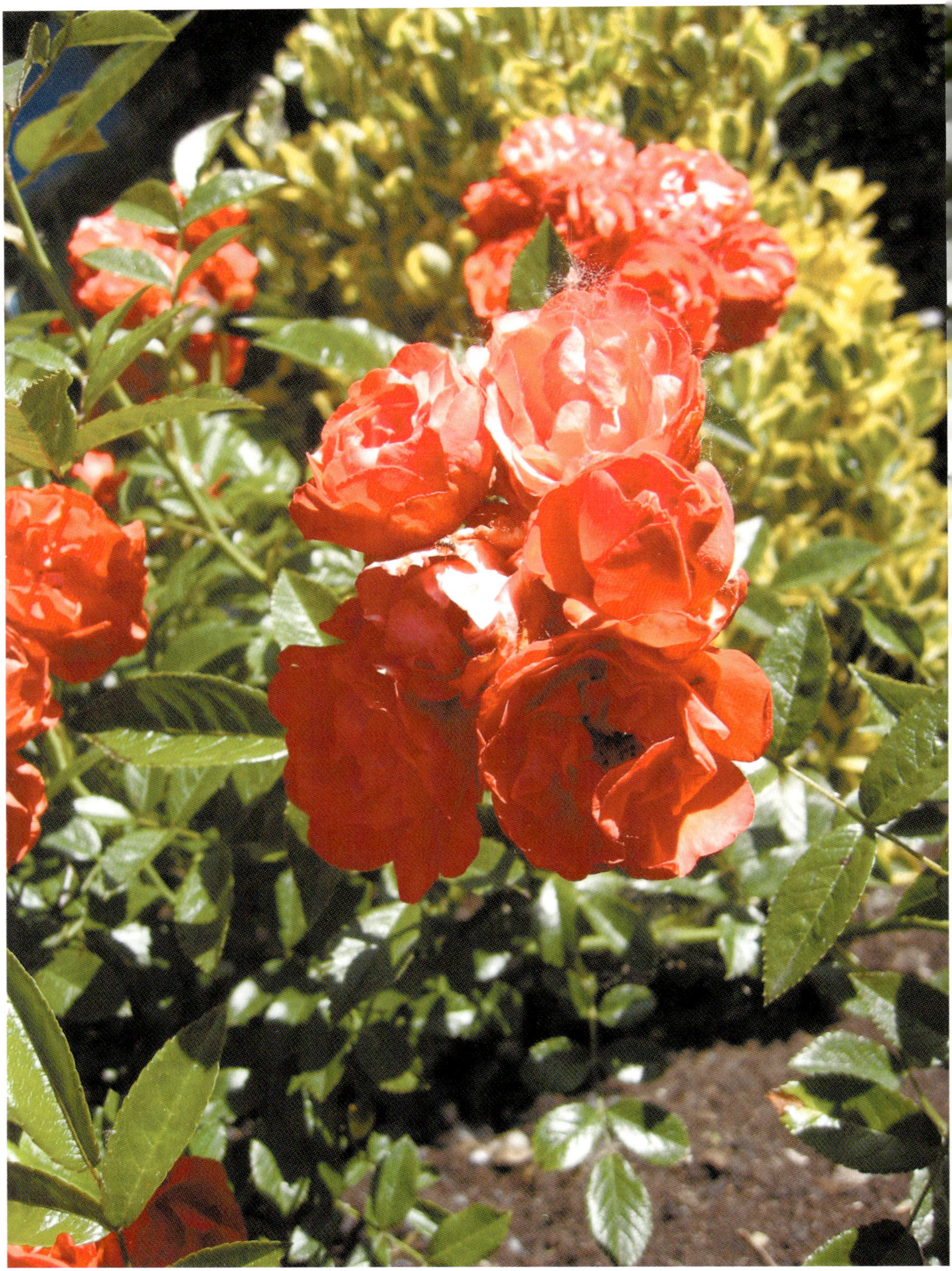

Rita Pilaske

Natürliche Hausapotheke
Rose

- Botanik und Geschichte
- Naturheilkundliches Wissen
- Medizin, natürliche Kosmetik, Ernährung

Die Deutsche Bibliothek – CIP-Eintragsaufnahme

Pilaske, Rita:
Natürliche Hausapotheke Rose : Rezepte
zur gesunden Ernährung ; naturheilkundliche Anwendungsbereiche ;
Medizin, Ernährung, Schönheit / Rita Pilaske
- 1. Aufl. - Mainz : Fachverl. Fraund,
2002
ISBN 3-921156-58-0

Hinweis:
Das vorliegende Buch wurde sorgfältig erarbeitet. Dennoch erfolgen alle Angaben ohne Gewähr. Weder Autor noch der Verlag können für eventuelle Nachteile und Schäden, die aus den im Buch vorgestellten Rezepten und Informationen resultieren, eine Haftung übernehmen.

Impressum:

1. Auflage 2002

ISBN 3-921156-58-0

An der Brunnenstube 33-35, 55120 Mainz

Druck: Rohr-Druck, Kaiserslautern

Gestaltung und Satz: Jana Kuhnert, Edgar Hemmerich,
Fachverlag Dr. Fraund GmbH

Bildnachweis:
Titel: Jana Kuhnert (2), Rita Pilaske (1)
Rückseite: Jana Kuhnert (1)
Innenseiten: Jana Kuhnert (10), Rita Pilaske (6) Brunhilde Bross-Burkhardt (2)

Inhalt

Vorwort

In der natürlichen Hausapotheke sorgen Rose und Hagebutte für Gesundheit und Schönheit.

Sie bilden die Basis für altbewährte und neu entdeckte Heilmittel, Tees, Essenzen, Tinkturen, Cremes, Aromen. In dem vorliegenden Buch finden Sie meine besten Rosengerichte und Köstlichkeiten, Tipps zum Sammeln und Ernten sowie Rosenmeditationen.

Rose und Lilie

Die Rose liebt die Lilie,
Sie steht zu ihren Füßen,
Bald löst die Glut ihr schönstes Blatt,
Es fällt, um sie zu begrüßen.
Die Lilie bemerkt es wohl,
Sie hätt' das Blättlein gerne.
Der Wind verweht's, und Blatt nach Blatt
Jagt er in alle Ferne.
Die Rose doch läßt nimmer ab,
Läßt immer neue fallen.
Sie grüßt und grüßt sich fast zu Tod;
Doch keines trifft von allen.
Das letzte fängt die Lilie
Und tut sich dicht zusammen.
Nun glüht das Blatt in ihrem Kelch
Als wär's ein Herz voll Flammen.

Friedrich Hebel

Keine Blume zieht die Menschen mehr in ihren Bann als die Königin der Blumen. Und was wir auch auf unterschiedlichste Weise verwenden, ihren Duft, ihre Schönheit, ihre Essenzen oder ihre Öle, die Rose ist Symbol unvergänglicher Schönheit, Reinheit und Liebe. Die Rose wird in zahlreichen Kulturen besungen, sie ist immer wieder Gegenstand der bildenden Künste, wird geschnitzt, gemeißelt, geschmiedet, und zauberhafte Märchen und Geschichten ranken sich um sie. Ihre Vielfalt im Hinblick auf Formen, Wuchs, Farben oder Düfte ist beinahe nicht mehr zu beschreiben, und Jahr für Jahr erobern neue stolze Rosen das Land. Ob wild und strauchförmig oder hängend, auf dem Boden rankend, an Spalieren klimmend oder vornehm aufrecht stehend, jede hat ihren besonderen Liebreiz, ihre individuelle Anmut und Schönheit. Doch Schönheit alleine ist nun mal nicht genug. In der Natur gibt es keine Verschwendung, keinen Luxus, alles hat einen Sinn, eine Funktion und eine spezielle Aufgabe. Bei der Rose verhält es sich ebenso, und wie Körper, Geist und Seele davon profitieren können, werde ich auf den nachfolgenden Seiten dieses Buches aufzeigen.

Rita Pilaske

Belebendes Potenzial aus der Natur

Zur Nahrungsergänzung, zur Schönheitspflege oder in der traditionellen Volksmedizin waren die rotleuchtenden Hagebuttenfrüchte ebenso wie die bezaubernden Rosenblüten schon im Altertum gebräuchlich. wenn auch im Laufe der Jahrhunderte vieles von diesem alten Heilwissen von neuzeitlichen Therapeutika verdrängt worden ist, so steht uns dennoch heute immer noch ein wahres Füllhorn dieses medizinischen Heilschatzes zur Verfügung.

Überlieferungen des Altertums, wie es beispielsweise von Plinius dem Älteren (77 n.Chr.), belegt ist, weisen darauf hin, dass die Rose medizinisch bei 32 Krankheiten wirksam sei. Selbst Geisteskrankheiten wurden mit der „Geist reinigenden“ Rose behandelt. Ebenso war sie schon damals Heilmittel bei Magen- und Darmerkrankungen, Leber-, Nieren- oder Gallebeschwerden sowie bei Schlaflosigkeit. Sie fand Verwendung zur Wundbehandlung oder bei Geschwüren und galt Stein und Grieß auflösend.

In der Aromatherapie teilen sich die Wirkstoffe der wertvollen ätherischen Rosenöle über den Geruchsinn oder über die Haut mit und nehmen auf alle Sinne und somit auf das gesamte Körpergeschehen regulierend Einfluss. Und um unseren Sinnen noch ein wenig mehr zu schmeicheln, verwöhnen wir die Haut mit herrlicher selbst hergestellter Rosencreme oder einem entspannenden Rosenölbad. Die Rezepte zeigen, dass die Herstellung von Massageölen oder „rosigen“ Badezusätzen keineswegs schwierig ist.

Heilsam für Körper, Seele und Geist sind auch die sogenannten Bachblüten. In diesem Fall findet die Bachblütenessenz der Wildrose Erwähnung. Sie ist für Menschen hilfreich, die sehr traurig sind, an mangelndem Selbstvertrauen leiden oder nur noch wenig Lebensfreude empfinden.

In der Körper- und Schönheitspflege hat die Rose schon durch ihren unnachahmlichen Duft eine sehr lange Tradition. Rosenöl oder Rosenessenzen entsprechen den Schwingungen des Rosenquarzes, der wie sie besonders auf das Herzzentrum wirksam wird. So verstärkt die Rose auch Gefühle und Eigenschaften wie Liebe und Sanftmut, sie löst Ängste auf oder wirkt über die Haut tonisierend, klärend und reinigend.

Die Rose ist so vielseitig, dass sie neben dem medizinischen Aspekt auch noch allerlei kulinarische Genüsse zu bieten hat. Von dieser reichhaltigen Palette an schmackhaften und abwechslungsreichen Köstlichkeiten kann man sich wahrhaftig begeistern und zu eigenen delikaten Kreationen inspirieren lassen. Die Vielfalt der Rosenrezepte ist nahezu unerschöpflich und kann uns durch das ganze Jahr hindurch begleiten. Schließlich muss man nicht krank sein, um beispielsweise den köstlichen Hagebutten- oder Rosenlikör zu versuchen. Auch die verführerische Rosentorte, das urgesunde Hagebuttenmus oder ausgefallene aromatische Marmeladen sind ein Gaumenschmaus mit hohem Gesundheitswert.

Um die Auswahl bei der Hagebuttenernte zu vereinfachen und die Qualität unserer selbstgemachten Schätze zu garantieren, sind die am häufigsten anzutreffenden Wildrosensorten im Kapitel Botanik einzeln beschrieben. Vermutlich sind Hagebutten allgemein bekannt, doch man muss wissen, Hagebutte ist nicht gleich Hagebutte. Manche Wildrosen weisen nämlich große Unterschiede an Vitamin C-Konzentrationen auf, wobei eine große Menge des Fruchtfleisches nicht zwangsläufig einen großen Vitamingehalt bedeutet. Dieser wird vielmehr vom Reifezustand, vom Standort und von der Gattung bestimmt und kann zwischen 500 und 1400 mg pro 100 g Fruchtfleisch betragen. Bei solch erheblichen Abweichungen ist eine gezielte Auswahl der Früchte ganz sinnvoll. Übrigens weist die angeblich so vitaminreiche Zitrone bei gleicher Menge nur etwa 60 mg Vitamin C auf.

Um die Pracht der Rosenvielfalt vor Ort zu genießen oder um einmal mit ganzer Seele ins Schwärmen zu kommen, lassen Sie sich vom Rosengarten (siehe Adressenliste auf Seite 121) inspirieren und wandeln Sie durch die Faszination vergangener Zeiten.

Bitten Sie den Rosenversandhandel um Kataloge über alte und historische Rosensorten (auch hierzu finden Sie einige Adressen auf Seite 121). Beim Durchblättern eines solchen reichlich bebilderten Kataloges kommen Sie wirklich ins Staunen über die angebotene Vielfalt neuzeitlicher Rosen und die grandiose Pracht historischer Rosen.

In diesem Buch wandeln wir zunächst in Rosengärten ein klein wenig durch die beieindruckende Geschichte der Rosen. Wir erinnern uns ihrer Herkunft und ihrer unbeständigen Lebensreise und lassen uns von ihrem Mythos einen Augenblick verzaubern. Doch so interessant es auch sein mag, die Rosen in ihrer überragenden Vielfalt darzustellen, der Schwerpunkt dieses Buches soll auf ihren kostbaren Wirk- und Inhaltstoffen liegen. Denn wer die inhaltlichen Vorzüge der Rosen und ihrer Früchte kennt, weiß diesen kleinen, aber wertvollen Heilschatz sicher auch zu gebrauchen.

Rosenbeschreibung

Rosen – etwas Botanik

Rosengewächse, Rosaceae

Die Wildrose ist in ganz Europa an Waldrändern, Wegen, Zäunen, Hecken anzutreffen, aber auch in vielen heimischen Gärten, wo sie mit dem lieblichen Duft ihrer zarten Blüten und durch ihre Schlichtheit bezaubert. Es gibt etwa 100 Arten Wildrosen mit gelben, weißen, cremefarbenen, rosafarbenen oder weinroten Blüten.

An der Wildrose ist alles stachelig. Der Stamm, die Blätter, Blütenstiele, Zweige und vor allem die kleinen Wurzelschößlinge behaupten damit ihr Dasein.

Dem stacheligen Hauptstämmchen der Wildrose entspringen mehrere Nebenstämmchen, die sich im Alter mehr und mehr zur Erde neigen. Von ihnen verzweigen sich wieder Äste, die anfangs steil nach oben ragen, aber auch schon bald in einem sanften Bogen hinunterhängen.

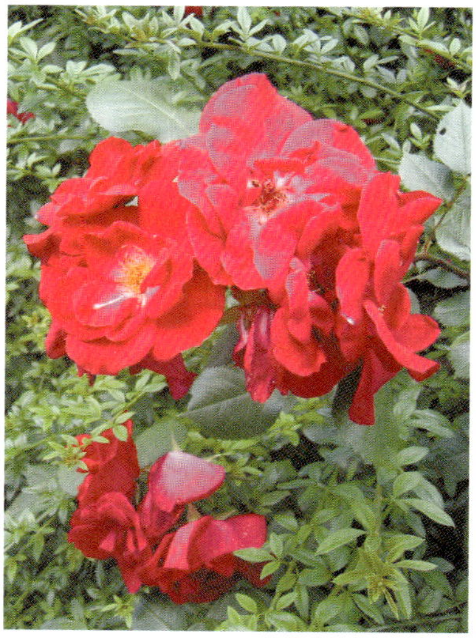

Im Frühjahr, wenn die Säfte steigen, schwellen an den Zweigen die „Augen“ an, aus denen die Blätter und Blüten hervorgehen. Die Blätter sind wechselständig angeordnet und unpaarig gefiedert. An einem Hauptstiel entspringen je nach Sorte 1-3 Paare und ein endständiges Fiederblättchen. Von unten nach oben nehmen die eiförmigen, doppelt- bis einfachgesägten, frischgrünen Blätter an Größe zu. Am Blattstiel wachsen gleichzeitig zwei schmale Nebenblättchen mit, die die Aufgabe haben, die zarten Knospen zu schützen.

Von Ende Mai bis Mitte Juli erscheinen zwischen dem üppigen Grün die Blütenknospen, die wie kleine Sträußchen an den Zweigen angeordnet sind. Aus dem krugförmigen Blütenboden zeigen sich zahlreiche Griffel mit vielen behaarten Fruchtknoten. Fünf, meist fiederspaltige Kelchzipfel, die Sepalen, und fünf Blüten- oder Kronblätter (Petalen) setzen die Blütenhülle zusammen. Die zarten Röschen verwelken sehr rasch wie bei allen pollenspendenden Blumen. An regnerischen Tagen und abends nach acht Uhr ist ihr „Tischlein deck dich“ bis zum anderen Morgen geschlossen. Bei sonnigem Wetter öffnet sie sich für alle Frühaufsteher und den fleißigen Bienen zwischen vier und fünf Uhr in der Früh.

Die Blüten der Rosen weisen eine unzählige Formenvielfalt auf. Jede Rosenart faltet und formt ihre Blütenblättchen auf individuelle Art und Weise.

Obschon der Aufbau der Blüten typisch wie für alle Rosaceaengewächse ist, sind die Blüten oder Blütenblätter doch nie gleich. Manche Arten, bilden schmale Blütenblätter, die sich gegenseitig nicht berühren. Daneben gibt es Arten die sich überlappende, aufgewölbte oder an der Spitze leicht eingeschnittene Blütenblätter aufweisen.

Die Wildrosen weisen flache Blütenformen auf. Andere Rosen bilden rosettenförmige oder becherförmige Blüten. Oder wie viele historische Rosen sind sie auch ballonförmig und kugelig gestaltet.

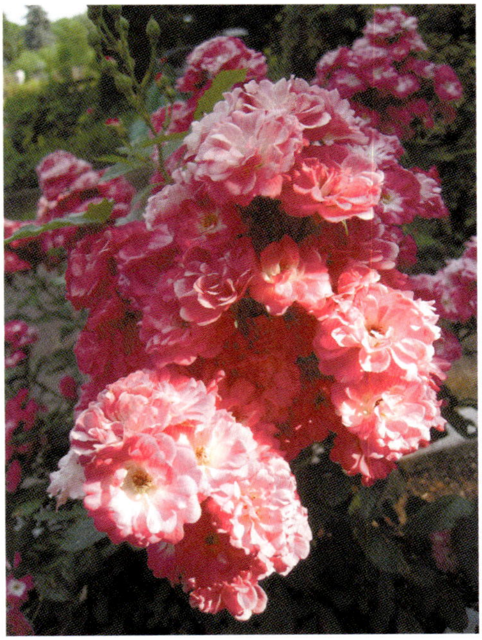

Es gibt einfache und halbgefüllte Rosenblüten, zu denen auch die Wildrosenarten zählen. Die gefüllten Blüten sind durch Züchtungen entstanden, wie sie z.B. bei den kleinen Moosröschen üblich sind. Die Rosengruppe der Parkrosen darf hingegen drei Blütenformen aufweisen.

Doch wie sie auch ihre wunderschönen und einzigartigen Blüten hervorbringen, die Blütenblätter ergeben in der Regel immer das Mehrfache von fünf.

Halbgefüllte Blüten bestehen zumeist aus 10-15 Blütenblätter, bei den gefüllten sind es zumeist 20-35.

Bei den stark gefüllten sind es sogar 40-65 einzelne Blättchen, die sich voller Harmonie und formvollendet zu einer Blüte gestalten.

Bei den vielen verschiedenen Wildrosensorten sind die Blüten wie auch die Kelchblätter zwar gleich aufgebaut und doch unterscheiden sie sich voneinander. Die Kelchblätter können mitunter länger oder kürzer als die Blütenblätter ausgebildet sein. Einige Sorten werfen die Kelchblätter zur Zeit der Fruchtreife ab. Andere bleiben aufrecht stehend an der Frucht, oder sie ziehen sich etwas umgeschlagen zurück. In jedem Fall dienen sie in erster Linie als Schutz für die zarten Blüten.

Aus vergangenen Zeiten existiert noch ein Vers, der dazu diente die verschiedenen Wildrosen in ihrer Art zu bestimmen. Dazu wurde auch die genaue Betrachtung der Kelchblätter hinzugezogen. Übersetzt lautet der Vers in etwa:

„Fünf Brüder sind's, zu gleicher Zeit geboren; zwei mit Bärten, zwei'n ist der Bart geschoren, einer von uns Fünfen hat ihn halb verloren."

Und nun? Wer mag wohl das Männlein sein, das da steht im Wald allein...? Bei diesen fünf Brüdern handelt es sich um die fünf Kelchzipfel einer Rose. Zwei sich gegenüberstehende Kelchzipfel haben ringsherum einen Bart, während zwei weitere bartlos sind. Der fünfte im Bunde, der genau dazwischen liegt, weist nur an einer Seite eine Behaarung auf, die andere ist ihm geschoren.

Der Beschreibung nach könnte es sich um die Heckenrose R. canina oder die Rose R. gallica handeln. Diese Rosenarten spielten viele Jahrhunderte hindurch eine sehr bedeutende Rolle. Sie wurden schon damals nicht nur als Zierde im Garten angepflanzt, sondern dienten der ärmeren Bevölkerung auch als nahrhafte Speise und Heilmittel.

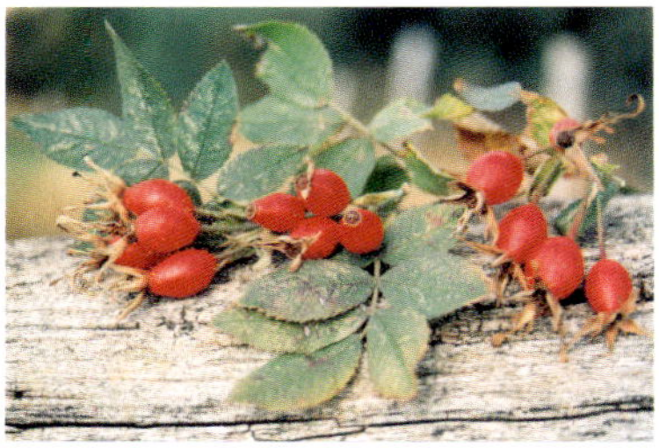

Die begehrten Hagebutten entwickeln sich, wenn die bestäubten Blüten absterben. Im Herbst leuchten sie rot, orange, gelb oder gar braun oder schwarz und können je nach Rosensorten, rund oder kugelig, birnen- oder flaschenförmig, kahl oder beborstet sein. Der Hagebutteninhalt, die kleinen Nüsschen oder auch Schließfrüchte genannt, sind die eigentlichen Früchte, die bis zur Keimung, die erst nach einer zweijährigen Ruhezeit erfolgt, darin verbleiben.

Bei den meisten Wildrosenarten sind die Samen von strohgelber Farbe. Eine interessante Ausnahme bildet z.B. die Wildrosenpflanze R. hugonis, deren Samen kastanienbraun sind. Wieviel Samen sich in der Frucht befindet, ist ganz verschieden und ist zudem noch natürlichen Schwankungen unterworfen. In etwa kann man sagen, dass beispielsweise in der Rosa rugosa bis zu 100 dieser kleinen haarigen Samen enthalten sind. Bei der Rosa canina sind es vielleicht 20 Samen und die Früchte der Rosa hugonis haben teilweise nur einen einzigen Samen.

Die Bedeutung des Namens

Die lateinische Bezeichnung der Hagebutte (Cynosbati fructus) lässt sich von „Kyon“, was übersetzt Hund bedeutet, und „Batos“ = Dornenbusch ableiten.

Der Begriff Hagebutte leitet sich vermutlich aus dem mittelhochdeutschen Wort „Hagen“ Dornstrauch ab. Die Frucht wurde mancherorts auch Butzen, Hainbutte oder Heinzerlein genannt. Das daraus gewonnene Hagebuttenmus nannte sich im Volksmund auch Hägenmark.

Aber auch zu diesem völlig anderen, weniger „sinn“vollen Zweck wird der kernige, steinharte und behaarte Inhalt der Früchte eingesetzt: Kinder und Jugendliche verwenden ihn gerne als Juckpulver.

Die lateinische Bezeichnung der Rose „Rosa canina“ weist auf die Heckenrose oder Hundsrose hin. Canina bedeutet etwa hundsgemein oder auch allgemein. Diesen Namen erhielt die Rose als es noch üblich war, Bissverletzungen durch tollwütige Hunde mit deren Wurzelsaft zu behandeln. Der Volksmund nennt sie auch wilde Heiderose oder Hiefenstrauch und Hagrose.

(Wild)rosenarten im Vergleich

Hundsrose, *R. canina L.*

Der wohl älteste und bekannteste Rosenstrauch, der Rosa canina, wächst an der Außenwand der Grabkapelle des Hildesheimer Doms. Er wird bereits in einer Urkunde aus dem 11. Jahrhundert erwähnt und soll von Ludwig dem Frommen, Sohn Karl des Großen, gepflanzt worden sein. Der Strauch ist längst über 1000 Jahre alt und 13 Meter hoch.

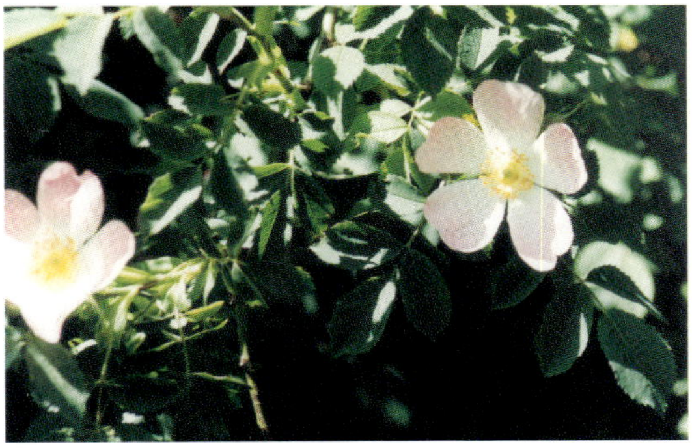

Die Wildrose Canina wächst normalerweise zu einem buschigen undurchdringlichen Strauch von drei Metern Höhe heran. Ihre Kennzeichen sind beispielsweise die sichelförmigen, äußerst spitzen Stacheln, mit denen sie ihren Zweigen und Trieben Halt bietet. Man kann sie auch an ihren grünen oder auch leicht blaugrünen Blättern erkennen, die 7-9 cm lang, eiförmig bis elliptisch geformt und meist 7zählig sind. Ihre duftenden Blüten sind hauptsächlich rosafarben. Doch auch weißblütige Caninarosen sind gebräuchlich. Beide Arten bilden Blüten mit vorn ausgerandeten Blütenblättern und einem durchschnittlichen Durchmesser von ca. 4-5 cm.

Ihre Früchte sind scharlachrot, ohne Borsten ohne Stacheln sowie etwa 2 cm lang. Sie sind schmal und länglich geformt. Die R. canina lässt ihre Kelchblätter größtenteils vor der Fruchtreife abfallen.

● Die Rosa canina ist auch eine der Duftrosen, aus deren Rosenwasser die bekannte „Cold Cream" hergestellt wird. In der Heilkunde werden ihr hautsächlich adstringierende und stärkende Eigenschaften zugeschrieben. Die Hagebutten der Hundsrose finden im wesentlichen bei Grippe, Infektionskrankheiten, Skorbut, Durchfall oder Gastritis Verwendung. Die Früchte werden aber auch zu Sirup verarbeitet und beispielsweise Babynahrung hinzugefügt. Ebenso sind sie Bestandteil in Hustensäften oder als Geschmacksgeber in Arzneien.

Essigrose, *R. gallica L.*

Sie wird seit dem 13. Jahrhundert in unterschiedlichen Variationen angebaut. Schon in der ersten Hälfte des vorigen Jahrhunderts sollen mehrere hundert Gallica Rosenarten im Handel gewesen sein. Die Gattin Napoleons, Kaiserin Josephine, pflanzte in ihrem berühmten Rosengarten in Malmaison 167 verschiedene Rosensorten, zu denen auch alle damals bekannten Gallicaarten zählten.

Die Rosa Gallica ist eine attraktive Sorte für den Kleingarten, da sie selten höher als einen Meter wird. Allerdings neigt sie zu Ausläuferbildung, d.h., dass man sie ein wenig in Schach halten muss, damit sie sich nicht zu üppig ausbreitet. Leider verwelken ihre duftenden Blüten recht schnell, was durch heißes Sommerwetter oder Regen noch beschleunigt wird.

Die Essigrose bekommt zur Blütezeit im Juni oder Juli hellrote bis purpurrote Blüten. Sie haben einen Durchmesser von etwa 4-6 cm und wachsen auf einem dicken, drüsigen Blütenstiel. Ihre Früchte sind ziegelrot, entweder rundlich wie eine kleine Kugel oder birnenförmig. Auf den Früchten sitzen winzige Stieldrüsen, die ausschauen wie kleine borstige Stacheln.

- Den Blüten und Knospen der Essigrose spricht man stimmungsaufhellende Wirkungen zu. Außerdem sollen ihre Inhaltsstoffe bakterielle Infektionen hemmen. Gerne werden sie bei Bronchialinfekten, Erkältungen und Halsschmerzen, Gastritis, Durchfall, Depression und Lethargie eingesetzt. Äußerlich bei Augenentzündungen, Hautproblemen oder kleineren Verletzungen. Die ayurvedische Medizin macht mit Rosenblüten bei verschiedenen Entzündungen, Blutstauungen, Hals- oder Mundbeschwerden sowie bei Menstruationsstörungen gute Erfahrungen. Getrocknete Rosenblütenblätter und Knospen sind ein Bestandteil der traditionellen nordafrikanischen Gewürzmischung „Ras-el-hanout".

Kartoffelrose *oder Apfelrose, Rosa rugosa Thunb.*

Sie bildet großbauchige, pralle und runde Früchte, die jeweils an den beiden Enden ein wenig abgeflacht aussehen. Sie bildet einen undurchdringlichen, mit sehr stacheligen und borstigen Trieben versehen Strauch, der zumeist ein bis zwei Meter Höhe erreicht. Ihre rosaroten, manchmal auch weiß gefärbten duftenden Blüten bilden große Schalen mit einem Durchmesser von 6-8 cm.

Als eine Besonderheit unter den Wildrosen reicht die Blütezeit der Kartoffelrose von Juni bis in den September hinein. Sie scheint insgesamt über eine enorme Vitalität und Lebenskraft zu verfügen, da sie selbst an Autobahnen, oder in Industriegebieten gedeihen kann. Aus diesem Grunde verwundert es auch nicht, dass ihre Früchte das Immunsystem stärken, die Leberfunktion regulieren und ebenso den Kreislauf anregen. Ihre Blüten dienen als Gegengift bei Antimonvergiftung sowie bei Menstruationsbeschwerden, die durch gestaute Leberenergie verursacht wird.

Apothekerrose, *Officinalis, gehört auch zu den Gallica-Sorten.*

Der Strauch dieser Rose bleibt mit 70 cm Höhe verhältnismäßig niedrig, womit er auch im kleinen Garten noch Platz finden könnte. Nach der Blütezeit sind die stark dunkelroten, dicken, kugelrunden Früchte ein willkommener Blickpunkt im Garten.

Da die Apothekerrose zu den bekanntesten Wildrosen zählt, soll sie hier nicht fehlen. Sie wurde bereits schon von Plinius dem Älteren (23-79 n. Chr.) beschrieben, und um 1310 wurde sie nachweislich in Frankreich kultiviert. Ihre Bezeichnung Apothekerrose erhielt sie deshalb, weil sie den damaligen Apothekern zur Herstellung einer Tinktur diente, die unter der Bezeichnung Rosenessig geführt und aus zerriebenen, getrockneten Blütenteilen hergestellt wurde. Doch auch in der Kunst fand die kräftig karminrote Blüte bei Malern, Holzschnitzern oder Kunstschmieden großes Wohlwollen. Sie eignet sich auch sehr gut für Potpourris, weil ihre prächtigen, halbgefüllten Blüten auch im getrockneten Zustand noch lange Zeit ihren Duft verströmen.

Weinrose *oder auch Schottische Zaunrose, R. rubiginòsa L.*

Wenn Sie in Ihrem Garten pro Pflänzchen etwa 1qm Platz einplanen, würde dies der Weinrose genügen. Sie ist eine ausgezeichnete Heckenpflanze, die sich zum Schutz ihres Heims besonders gut eignet. Auch Vögel und anderen Kleintieren bietet sie hervorragende Unterschlupfmöglichkeiten. Es wird schwer sein, eine Hecke dieser Art zu durchdringen, da sie ein wirres, undurchdringliches Gezweige bildet. Außerdem sind ihre Triebe mit einem hakenförmigen Stachelbesatz versehen, der zusätzlich noch mit feinen, aber pieksigen Borsten besetzt ist.

Wilhelm Busch mag es wohl einmal versucht haben und hat seine schmerzliche Erinnerung daran in einem seiner lustigen Verse niedergeschrieben:

„Schmerzlich an den Stoff der Hose heftet sich die Dornenrose.“

Nun gut, vielleicht war es ihm der Versuch wert. Wer weiß, welchen Verlockungen er hinter der Dornenhecke zu erliegen hoffte.

Wenn die Weinrose im Juni ihre Blütezeit geginnt, bildet sie rosarote Blüten und weist noch eine Besonderheit auf, die diese Rose interessant macht, sie hat duftende Rosenblätter. Das liegt daran, dass ihre 5-7zähligen Blättchen an der Unterseite mit kleinen Drüsen versehen sind. Sie setzt ihren Apfel- oder weinähnlichen Duft frei, sobald man an den Blättchen reibt oder auch bei regnerischem Wetter. Ihre scharlachroten Früchte, die Hagebutten, sind eiförmig und an der Basis mit kleinen Borsten versehen.

Zu ihrer Art gehören auch zwei fantastische Kletterrosen. „Till Uhlenspiegel“ mit karminroten Blüten und die feurig, rot blühende „Flammentanz- Rose“.

● Die bekannteste Heilkraft der Weinrose liegt in ihrer gewebeerneuernden Wirksamkeit, ihre Substanzen werden also bei der Behandlung von Verbrennungen, Narben und Falten eingesetzt.

Bibernellrose, *R. pimpinellifòlia L., auch Dünenrose genannt.*

Der Name Dünenrose besagt schon, wo diese hübsche Wildrose am häufigsten zu finden ist. Nämlich dort, wo der Boden regelrecht nährstoffarm und sandig ist, dort, wo sich nur sehr wenige Pflanzen behaupten können, eben in der sogenannten grauen Düne entlang den Nordseeinseln. Ein wenig Schutz vor den rauhen Winden bieten der zähen und widerstandsfähigen Rose die Kriechweiden, die oft in ihrer Gesellschaft wachsen. Sie wird selten größer als einen Meter und stammt vermutlich aus Schottland. Um 1820 wurden dort mehr als 100 verschiedene Sorten gezählt, die größtenteils verlorengegangen sind. Ihre Zweige sind sehr dicht mit Stacheln besetzt und bilden zusätzlich noch zahlreiche äußerst spitze Borsten, die wie kleine Nadeln stechen können. Auch an der Basis der Blütenstiele befinden sich diese winzigen Stacheln. Da die Dünenrose über ein sehr robustes und starkes Naturell verfügt, traut sie sich, ihre Blüten schon vier Wochen vor der üblichen Rosenblüte im Juni hervorzubringen. Die Blüten sind blassgelb oder weiß gefärbt und etwa 5 cm groß. Der Duft ihrer üppigen Blütenfülle erinnert ein bisschen an Honig. Besonders interessant sind ihre dikken runden Früchte. Sie sind natürlich nicht wie üblich rot, bei dieser eigenwilligen Rose luken sie in schwarzbraun oder schwarz aus dem dunkelgrünen Laub hervor.

Zu ihrer Art gehört u.a. die Rose mit dem Namen „Frühlingsanfang“. Auch sie bildet interessante rotbraune Hagebutten und sehr große duftende schalenförmige Blüten.

Die Rose „Frühlingsduft“ macht ihrem Namen alle Ehre. Beinahe 10 cm groß sind ihre dicht gefüllten rosa Blüten. In der Mitte sind sie mit gelben Staubgefäßen versehen und duften einmalig schön.

Ebenfalls erwähnt sei noch die Rose „Maigold“, die sich auch gut als Kletterrose eignet. In einigen Rosenkatalogen wird sie als Parkrose aufgeführt. Sie ist wundervoll, auch wenn sie wie die übrigen Wildrosen nur einmal blüht. Ihre zart getönten bronzegelben Blüten duften sehr stark und reflektieren sanft das Sonnenlicht.

Damascener, *R. x. damascèna Mill.*

Sie wird in zwei Gruppen unterteilt. Die Sommer-Damascener und die Herbst-Damascener Rose. Bei der letzteren ist man sicher, dass diese bildschöne Rose bereits im alten Rom kultiviert wurde und auch die griechische Göttin Aphrodite sich schon an ihr erfreute. Benannt wurde die Rose nach der Stadt Damaskus.

Eine richtige Berühmtheit ist die Damascener Rose „Trigintipetala“. Von dieser Rosenart wird in besonderem Maße die „Rose von Kasanlik“ zur Ölgewinnung herangezogen. Zu diesem Zweck wird sie in großen Kulturen in Bulgarien, der Türkei und in Persien, angepflanzt. Besonders dem in Bulgarien gewonnenen

Rosenöl kommt u.a. in der Aromatherapie große Bedeutung zu – es hat ein volleres Aroma als Öle aus anderen Anbauländern – seine großartige Qualität konnte anderswo bisher nicht erreicht werden, womit sicherlich auch ein höherer Preis zu rechtfertigen ist.

Typisch für die Damascener Rose ist ihr weiches, graugrünes Laub. Sie hat je nach Sorte halbgefüllte, aus etwa 30 Blütenblättern zusammengesetzte, rosa oder purpurne Blüten, mit schwerem unvergleichlichen Duft. An ihren äußerst stacheligen Zweigen bilden sich birnenförmige Hagebutten.

Weiße Rose von York, *x. àlba L.*

Man vermutet, dass die Urform der Alba Rose, zu der etwa 20 Gartenformen gehören, mit den Römern in unsere Heimat gelangt ist. Plinius der Ältere schreibt über die Rose Alba, dass die Insel Albion nach ihr benannt wurde. Auf dieser Insel wuchs sie in Hülle und Fülle und breitete einen Teppich aus zarten stark duftenden Blüten aus. Wohl wegen ihrem bezaubernden Duft und ihrer robusten Natur war sie eine beliebte Rose für den Bauerngarten und der ganze Stolz der Bäuerin. Auch heute ist sie noch im Handel und in manchen Baumschulen erhältlich. Leider vergehen ihre herrlichen Blüten sehr schnell. Meistens umfasst ihre Blühperiode nur 20 Tage und bei Regen oder kaltem Wetter bleibt noch weniger Zeit zum Bewundern und Schnuppern. Um ihren einzigartigen Duft zu bewahren ist es ratsam, die Blüten fix abzusammeln, um sie dann für Potpourris zu trocknen.

Ihre Blütezeit beginnt etwa im Juni, wo sie an überhängenden Trieben unzählige zartrosa oder weiße mittelgroße Blüten hervorbringt. Die Hagebutten sind ungefähr 2,5 cm lang, schmal und etwas eiförmig.

Auch aus dem Geschlecht der Alba-Rosensorten ist die Königin v. Dänemark. Sie zählt zu den schönsten unter den alten Parkrosen. Wenn sich im Juni ihre üppige Blütenpracht entfaltet, bedecken fantastisch gefüllte Rosenblüten den Strauch wie eine porzellanrosa gefärbte, duftende Wolke.

Ebenso schön ist die Rose „Maxima“. Wie einem Ölgemälde entnommen, wirken ihre stark duftenden, rahmweißen Blüten.

Kohlrose, *Provencerose genannt, Rosa Centifolia L.*

Über viele Jahrhunderte hindurch glaubte man, dass die Rose Centifolia, mit der oft erwähnten hundertblättrigen Rose identisch sei, die schon Theoprast zu seiner Zeit um 300 v. Chr. mit Bewunderung beschrieb. Durch Chromosomenuntersuchungen konnte festgestellt werden, dass es sich bei dieser Rose um keine ursprüngliche Wildrose handelt. Man legt die Vermutung nahe, dass es sich um eine komplexe Hybride, an der verschiedene Rosenarten beteiligt sind, handeln müsste. In alten Kräuterbüchern, die um 1600 verfasst wurden, wird sie auch als „Große holländische Rose“ beschrieben, wo sie auch ihre Herkunft hat.

Kohlrose, das klingt nicht gerade nach besonderer Schönheit und besagt auch nichts über ihren einzigartigen Duft. Den Namen bekam sie nur deshalb, weil sie ihre wunderschönen Blütenblätter in Manier eines Kohlkopfes ineinanderfaltet. Die Kohlrose wird etwa 2 m hoch. Sie gedeiht an sonnigen bis halbschattigen Standorten.

Heute findet sie mit ihren herrlichen Blüten, wie schon zu Uromas Zeiten, in vielen Gärten ihr Zuhause. Nach wie vor bezaubert sie die Besitzer mit ihrem unbeschreiblichen Zentifolienduft. Da sie gefüllte Blüten entwickelt, bildet sie allerdings nur wenig Hagebutten. Dafür eignen sich ihre Blütenblätter ganz besonders für die vielen Rezepte in diesem Buch. Selbst getrocknet bewahren sie noch lange ihren intensiven Duft.

In Baumschulen wird sie als Rosa centifolia „Major“ oder „Muscosa“ angeboten. Als eine Laune der Natur bildet die Sorte Muscosa (Moosrose) interessant aussehende, moosig bewachsene Kelchblätter, Blütenstiele und Fruchtknoten.

Chinesische Gold- oder Seidenrose, *Rosa hugonis.*

Mit ihrem wunderbaren gelben Blütenflor bildet sie eine Seltenheit unter den heimischen Wildrosen. Sie blüht bereits Ende April oder Anfang Mai an dunkel getönten, weit überhängenden Zweigen und zierlichem Blattwerk. Nach ihrer üppigen Blütenfülle, mit Bildung ihrer Früchte, stellt sie erneut eine Augenweide dar. Ihre kleinen kugeligen Hagebutten nehmen eine schwärzliche Färbung an. Ihre Herkunft ist China, und erst im Jahr 1899 wurde sie bei uns heimisch. An sonnigen Standorten gedeiht sie am besten und entwickelt sich zu einer Größe von 2-3 Metern. In großen Gärten findet sie einzeln als Solitär oder in Gruppen zur Heckenbepflanzung Gefallen. Außerdem ist sie ein guter Pollenspender.

Filzrose, *Rosa tomentosa.*

Sie ist überall in Europa beheimatet, auch wenn man sie nicht allerorts häufig findet. In Gebüschen, an Wegrändern, überall dort, wo sie ein halbschattiges Plätzchen und gut durchlässigen Boden vorfindet, gedeiht sie. Sie wächst zu einem 2 Meter hohen Strauch heran, der sich breit und ausladend gestaltet. Anfangs weisen ihren neuen Triebe nach oben, aber schon bald hängen sie in weitem Bogen zur Erde hinab. Ihre Blätter sind ziemlich filzig behaart. Auch ihre orangeroten Früchte sind mit feinen pieksigen Borsten besetzt. Die Blüten der Filzrose sind zumeist hellrosa gefärbt, aber auch weiße Blütenformen sind üblich.

Die acht Rosengruppen

Was kann mehr Ausdruck der Anerkennung sein, als zum Zeichen der Liebe und Verehrung Rosen zu schenken. Und welcher Gartenfreund möchte auf den Zauber der Rosen in seinen Rabatten verzichten? Deutsche Rosenzüchter sollen mit zu den Erfolgreichsten auf diesem Gebiet zählen. Einschließlich der verkauften Schnittblumen wechseln im Jahr ungefähr 800 Millionen Rosen den Besitzer. Das ist sicher eine unvorstellbare Menge, die zugleich die enorme Beliebtheit der Rosen bestätigt.

Mittlerweile gibt es so viele Rosenarten und mit ihnen eine unübersehbare Vielfalt an Farben, Düften, Blütenformen oder Wuchseigenschaften, dass bei nunmehr weltweit 25000 Rosenzüchtungen und jährlich 20 Neuzüchtungen sowie den unzähligen Begriffen hierzu, es notwendig wurde, Rosen in Gruppen einzuteilen.

Leider gibt es keine verbindliche Klassifizierung. Durch Kreuzungen und Züchtungen gehen die Sorten teilweise ineinander über, deshalb ist eine scharfe Abgrenzung zwischen den einzelnen Gruppen auch nicht immer möglich. Somit bleiben auch die hier dargestellten Hauptunterteilungen immer noch variabel und dienen nur als Hilfe zur Orientierung.

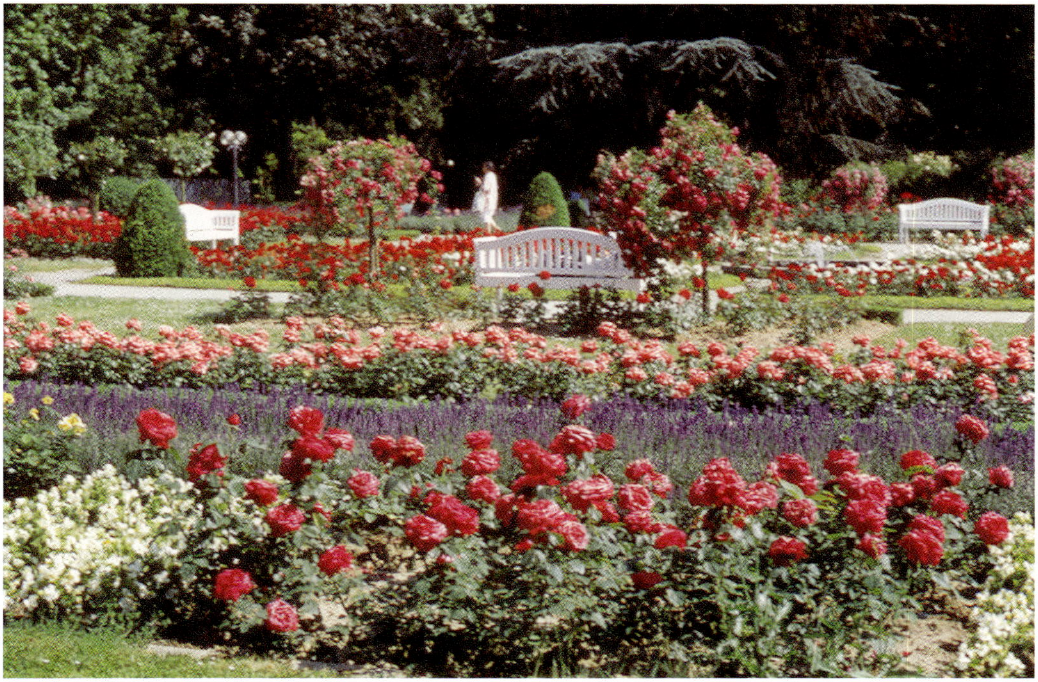

Ökosystem Wildrose

Gruppe	*Abstammung*	*Eigenschaften*	*Beliebte Sorten*
Park, Moos- und Wildrosen	Alle ursprünglichen Wildrosen sowie Hybriden zwischen verschiedenen Wildrosen.	Sie bilden mittelhohe, zuweilen auch kletternde Sträucher.	Rosa. primula, R. rugosa, R. moyesii, R. rubiginosa, R. centifolia, R. tomentosa.
Teehybriden	Kreuzung zwischen Bourbonrose und Teerose.	Sie werden den Edelrosen zugeordnet. Sie sind langblühend und sehr robust.	King´s Ransom, Mabella, Super Star, Jacaranda, Oklahoma, Ave Maria.
Floribundarosen oder Beetrose	Kreuzung zwischen Zwergpolyantharosen und Teehybriden.	Hierbei handelt es sich um Rosensträucher von 40-100 cm Höhe. Teilweise duftend, sehr lang blühend. Auf einem Stängel erscheinen mehrere Blüten, die in einer vielblütigen Dolde stehen.	Floribundar.Queen Elizabeth, Allgold, Europeana, Maskerade, Margaret Merril.
Strauchrosen, modern	Die modernen Arten sind zumeist Hybriden der Wildformen.	Wachsen frei zu buschigen Sträuchern von 1-2 Metern heran. Die modernen Strauchrosen blühen zumeist mehrmals im Jahr mit gefüllten oder einfach gefüllten Blüten.	Westerland, Schneewittchen, Frühlingsgold, R. Graham Thomas, Armada, Lichtkönigin Lucia.

Gruppe	*Abstammung*	*Eigenschaften*	*Beliebte Sorten*
Kletter- und Schlingrosen	Teilweise Mutationen von Teehybriden und Floribundarosen oder echte Abkömmlinge verschiedener Kletterarten.	Sie sind besonders gut geeignet, um sie an Spalieren, Pergolen, oder Hauswänden u.a. emporwachsen zu lassen. Selbstständig emporranken oder klettern können sie keinesfalls, sie müssen aufgebunden werden. Schling-rosen haben biegsame, flexible Triebe. Heutige Sorten werden etwa bis 4 Meter hoch, alte Sorten auch wesentlich höher.	Golden Showers, New Dawn, Coral Dawn, Sympathie, Bantry Bay, Parkdirektor Riggers, Maigold, Mermaid, Lutea, Blue Rambler, White Cocade.
Zwerg,- oder Miniaturrosen		Fast dornenlose, kleinwüchsige Rosen, bis ca. 30 cm Höhe. Sie eignen sich gut für Beeteinfassungen, Steingärten, Tröge, Kübelbepflanzungen. Auch hierbei gibt es kletternde Arten.	Minuello, Scarlet Gem, Baby Mascerade, Sweet magic, Snowball.
Hochstammrosen	Auf Hochstämmen veredelte Rosen, zumeist Teehybriden oder Floribundarosen. Trauerrosen werden mit einer Kletterrose veredelt.	Zumeist handelt es sich um glatte Stämme von 60- 90 cm Höhe, wobei die Trauerrose einen längeren, ca. 150 cm hohen Stamm benötigt.	
Historische Rosen	Das ist eine Rosengruppe neueren Trends, jedoch mit alter Herkunft. Eine Rose ist eine „alte Rose“ wenn sie bereits vor dem Jahr 1867 existierte. Es kann sich um strauchrosenartige Sorten oder edelrosenartige Sorten handeln.	Zumeist handelt es sich um alte Sorten, die etwa 200 Jahre alt sind und nun wiederentdeckt wurden. Sie zeichnen sich heute durch bessere Resistenz gegen Krankheiten aus.	Damascener Rose, Winchester Cathedral, Heritage, Abraham Darby, Mme. Harby. Bourbonrose- Boule de Neige.

Heute fragen immer mehr Menschen nach dem ökologisch erreichbaren Nutzen, wenn sie ihre urbane Umgebung durch eine gezielte Pflanzenauswahl verbessern wollen. Hecken bieten bisweilen die effektivste Möglichkeit, Lebensraum für ein breites Artenspektrum zu schaffen. Beinahe die Hälfte aller einheimischen Säugetiere, ein fünftel der heimischen Singvögel, sämtliche Reptilien, zahlreiche Bodentiere, Insekten und Kleinlebewesen finden hierin Nahrung, Schutz oder Brutstätten. Gerade die Kleintiere, die gerne am Rande des Waldes leben und sich nur ungern in die offene Flur hinaus wagen, sind auf den Schutz der Hecken oder Korridore, wie sie auch genannt werden, angewiesen. Das sind beispielsweise Rebhühner, Igel, Spitzmäuse, Wiesel, Laufkäfer oder Kröten und überwinternde Gäste wie die Haselmaus, Zauneidechse oder Schnecke. Inzwischen konnte festgestellt werden, dass in einer dichten, natürlich gewachsenen, aus verschiedenen Sträuchern bestehenden Hecke, 7000-10000 Tiere leben bzw. sich 1500 Arten ansiedeln. Zusammen mit Schlehen, Weißdorn, Holunder, Hartriegel oder Felsenbirne sorgen auch Wildrosen für das Gleichgewicht der Natur. Untersuchungen ergaben, dass sich bis zu 103 verschiedene Insektenarten auf heimischen Wildrosen tummeln.

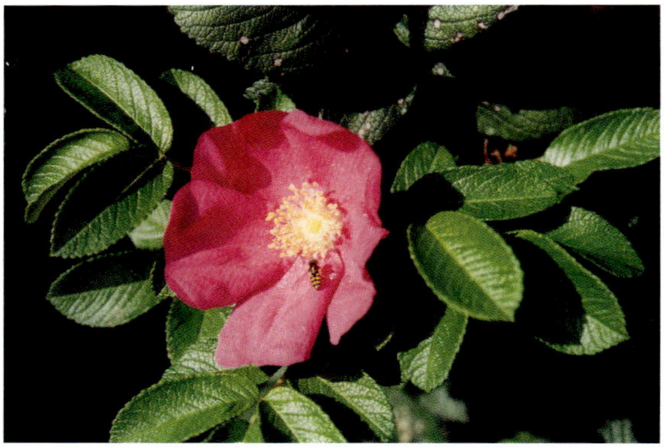

All diese Sträucher gelten als spezielle Wirtspflanze von Beute- und Wirtsinsekten. Auch das zeitlich gestaffelte Angebot von Nektar, Pollen und Honigtau schafft insgesamt günstige Bedingungen für das sensible Ökosystem Natur. Besonders die Vogelwelt freut sich über das reichhaltige Insektenaufkommen wie Flor- oder Schwebfliege und erweitert durch Früchte wie Hagebutten, ihr Nahrungsangebot in der Winterzeit. Raubmilben und verschiedene Wespenarten finden u.a. in der dickfleischigen Hundsrose, der Rosa Canina, Winterunterschlupf. Sie parasitieren auf Zikaden- und Blattlauseier und somit leisten ihre Larven einen nicht unerheblichen Beitrag zur biologischen Schädlingsbekämpfung.

Wildrosen erhalten

Wenn man zum Erhalt der Wildrosen beitragen möchte, kann man unter verschiedenen Größen und Wuchsformen auswählen, (siehe Tab. Wildrosenarten im Vergleich) und so bietet auch ein kleiner Garten Raum für ein natürliches Refugium.

Im ökologischen Sinne spielen einheimische Wildrosen zumeist eine andere Rolle im Garten als die edlen Zier- oder Zuchtrosen. Ob es allerdings SInn macht, beide Rosenarten rigoros von einander zu trennen, sei dahin gestellt. Grob betrachtet reiht der ökologische Naturgärtner seine Wildrosen in den Naturkreislauf ein, während der Ziergartenfreund mehr Wert auf makellose Rosenästhetik legt. Letztendlich muss jeder hinterfragen, welchen Eigennutzen sein kleines oder auch größeres Naturrefugium bringen soll und dementsprechend Prioritäten setzen. Wenn man als Naturfreund Rosen pflanzt, um in erster Linie Pollenquellen für Bienen, Hummeln und andere, teilweise in ihrer Existenz bedrohte Insektenarten zu haben, ist man mit der Wildrose nur vorübergehend zufrieden. Sie blüht ja nur von Mai bis zum Rosenmonat Juni. Manche Zuchtrosen, wie beispielsweise die Pink Meidiland, blühen den ganzen Sommer hindurch und spenden demzufolge auch erheblich mehr Pollen. Wenn man seine Prioritäten eher auf die Düfte setzt, wird man natürlich lieber Duftrosen pflanzen. Und jemand, der mehr Wert auf die gesunden Hagebutten legt, wird sich wiederum an Wildrosen halten, da nur einige der Zier- oder Zuchtrosen Samen bilden, aber wenn, eignen sie sich auch zum Verzehr.

Ist der Garten groß genug, können alle Wünsche erfüllt und den persönlichen Bedürfnissen gerecht werden. Hier kann der Übergang zwischen Nutz- und Zierwert, zwischen Ökologie und Ästhetik problemlos und fließend sein. Dann lassen sich alle Rosengattungen ganz phantastisch mit anderen Wildsträuchern, Stauden, Gehölzen oder gar Gräsern platzieren. In alten Bauern- oder Klostergärten wurden sie gerne mit Lavendel unterpflanzt. Dessen buschig-silbriggraues Laubwerk sowie die sanft lilafarbenen Blüten stellen eine wundervolle Harmonie unter den aufrechtstehenden Stängeln einer Rose her. Außerdem soll Lavendel (sofern ausreichend davon gepflanzt wird) Blattläuse von der Rose fernhalten, und das dichte Laub schützt das Sonnenkind Rose zusätzlich vor dem Vertrocknen. Aber auch andere Kräuter wie Salbei, Rosmarin, Bohnenkraut, Thymian oder Melisse und bunte fröhliche Rosenkavaliere, wie Männertreu, Jungfer im Grünen, Zinnien, Schleifenblümchen oder Dahlien unterbrechen die Monotonie rein zierender Rosenbeetrabatte. Natürlich müssen dabei die unterschiedlichen Nährstoffbedürfnisse wie auch der Standort oder, bei gemeinsamen Pflanzungen mit Stauden, deren Blührhythmik und Farbharmonie berücksichtigt werden.

Rose weiß, Rose rot,
wie süß ist doch dein Mund,
Rose rot, Rose weiß,
dein denk´ ich alle Stund,
alle Stund bei Tag und Nacht
dass dein Mund mir zugelacht, dein roter Mund.-
Ein Vogel sang im Lindenbaum,
ein süßes Lied er sang.
Rose weiß, Rose rot,
das Herz im Leib mir sprang,
sprang vor Freude hin und her,
als ob dein Lachen bei ihm wär‘,
so süß es klang.-
Rose weiß, Rose rot,
was wird aus mir und dir?
Ich glaube gar, es fiel ein Schnee,
dein Herz ist nicht bei mir,
nicht bei mir, geht andern Gang,
falsches Lied der Vogel sang
von mir und dir.

Hermann Löns

Wildrosen und Rosen selber ziehen

Problematisch ist das nicht, vorausgesetzt kleine Rosenstecklinge sind vorhanden. Die beste Zeit, Stecklinge einzusetzen, sind die Monate Juni/Juli, damit die Pflänzchen noch vor dem Winter genügend Zeit zum Bewurzeln haben. Wildpflanzen nehmen so schnell nichts übel und da sie von Natur aus über einen starken Selbsterhaltungstrieb verfügen, bewurzeln sie recht willig. Stecklingen, die erst im Herbst eingepflanzt werden, kann man als Anwachshilfe Bewurzelungshormone unter die Erde mischen. Auf jeden Fall sollten sie vor Frost geschützt im Haus überwintern. Schneiden Sie zur Anzucht gut 10 cm lange Triebe ab, die noch nicht verholzt sind. Die untersten Blättchen werden entfernt und dann setzen Sie die Pflanzen etwa 3 cm tief mit mehreren Stecklingen zusammen in ein Töpfchen oder in ein kleines Kistchen. Da es sich um anspruchslose, genügsame Wildpflanzen handelt, sollte die Erde nicht gedüngt sein, wie es bei einigen Topfblumenerden üblich ist.

Mischen Sie unter handelsübliche Erde einfach etwas Sand. Dann wird der Dünger, der sich möglicherweise in der Blumenerde befindet, die sich schon bald bildenden, kleinen, zarten Wurzeln nicht verbrennen. An den ersten jungen Blättchen zeigt sich, dass die Pflänzchen angewachsen sind. Dann können Sie pikiert (vereinzelt) und umgepflanzt werden.

Ich habe die kleinen Stecklinge auch schon direkt in den Garten gepflanzt und sie sind alle angewachsen. Später arbeitete ich um die Pflanzen herum etwas Urgesteinsmehl und Hornspäne als organische Düngergabe ein. Im Allgemeinen sind die Beete in meinem Garten alle mit einer Mulchschicht versehen. Jedem gefällt das nicht, das ist natürlich Ansichtssache; andererseits gibt es in der freien Natur auch kein nacktes, unbedecktes Erdreich. Bedeckte Erde schützt die Mikroorganismen im Boden ebenso wie die Pflanzen, hält Unkraut fern, und die Feuchtigkeit hält sich länger im Boden. Außerdem spart man beachtliche Zeit in der Beetpflege. Wichtig ist nur, dass man vor dem Aufbringen der Mulchschicht dem Boden Stickstoff zuführt, wie es beispielsweise mit Hornspänegaben sichergestellt ist.

Im ersten Winter sollten die kleinen Pflanzen noch zusätzlich mit Tannenreiser oder etwas Stroh vor der Kälte geschützt werden. Und schon im folgenden Frühjahr werden Sie sehen, mit welch einer Energie die kleinen Wildrosen dem Licht entgegenstreben und zügig zu einem kleinen Strauch heranwachsen. Die meisten Sorten beginnen schon im zweiten Jahr mit der Blüte.

Mit veredelten Gartenrosen verfahren Sie genauso. Wählen Sie Rosen mit Duft, dann haben Sie viel mehr Freude daran und können die Blüten für viele Rezepte aus diesem Buch verwenden. Die reifen, nicht holzigen Triebe, können hierbei etwas länger belassen sein, die unteren Blättchen nimmt man ab, da sie sonst der Pflanze zuviel Kraft entziehen. Dann werden sie bis zum Blattansatz in die Erde gesteckt.

Oh' wie schade, eine Made!

Ob Wild- oder Gartenrose, Schädlinge machen vor Gartenzäunen nicht Halt. Besonders die fleischigen Hagebuttensorten werden oft von der Hagebuttenfliege oder dem Hagebuttenwickler heimgesucht.

Die Hagebuttenfliege ist die Larve einer Fliege, die ähnlichen Schaden anrichtet wie der Hagebuttenwickler. Er ist die Larve eines kleinen grauen Falters, der im Mai und Juni seine Eier an den Früchten ablegt. Die Larve bohrt sich in das Fruchtfleisch und frisst die Hagebutte von innen auf. Wenn die Frucht befallen ist, können Sie außen an der Frucht ein kleines Löchlein oder einen winzigen dunklen Flecken entdecken. Befallene Früchte reifen früher als die anderen und werden schon leuchtend rot, bevor die anderen Hagebutten sich färben.

Keine chemische Keule

Niemand muss gleich zur chemischen Keule greifen, nur weil sich im Garten mal Ungeziefer regt. Wenn wir der Natur etwas mehr natürlichen Raum lassen, den Bedürfnissen der Pflanze entsprechend pflanzen, regeln sich viele Schäden von selbst. Manchmal liegt es auch an dem zu gutgemeinten Hegen und Pflegen der Pflanzen, dass sich z. B. Läuse ausbreiten. Besonders bei Rosen lässt sich beobachten, dass sie bei zu hohen Stickstoffdüngergaben schwammiges und weiches Gewebe bilden, das leicht von Schädlingen angestochen werden kann. Der hohe Stickstoffgehalt findet sich auch in dem Saft der Rose wieder, der wiederum die Fruchtbarkeit der Läuse fördert. Auch ein viel zu trockener und heißer Standort fördert die Stickstoffkonzentration in den Saftleitungen der Rose.

Natürlich gibt es noch weitere Rosenkrankheiten, aber die wollen wir hier nicht erörtern. Hier geht es nur darum, dass Sie nicht madige Früchte ernten und eventuell Ihre wunderbaren Speisen oder Heilmittel wegwerfen müssen.

Niembaumsamen

An dieser Stelle findet noch ein Rezept Platz, das gegen derartige Parasiten wirksam ist. In Asien oder Afrika wird es seit vielen Generationen auch in der Landwirtschaft mit Erfolg umgesetzt. Das Extrakt stammt vom Niembaum (Antelaea azadirachta, syn., Azadirachta indica). Sie erhalten das Mittel in Läden, die Produkte aus der Hobbythekfernsehsendung führen, evtl. auch in der Apotheke. Es findet auch in der Naturheilkunde Verwendung. Bei Schädlingen soll es das Hormonsystem beeinflussen und somit die Vermehrung unterbinden. Den Niemsamen müssen Sie vor Gebrauch mahlen oder geschrotet kaufen und dann mit Wasser vermengen.

Verrühren Sie 50 g Niemsamen mit etwa 1 Liter kaltem Wasser. Lassen Sie das Gemisch gut fünf Stunden ziehen und filtrieren dann ab. Mittels einer Sprühflasche werden die befallenen Pflanzen behandelt. Sie können den ungezieferabwehrenden Niemschrot auch um die Pflanzen herum ausstreuen und leicht in die Erde einharken, z.B. auf Gemüsebeete oder unter Blumentopfblumenerde mischen.

• **Tipp:** *Wissen Sie, dass auch Zimmerpflanzen ätherische Öle lieben? Wenn diese schlecht gedeihen oder Ungeziefer aufweisen, besprühen Sie sie mit ätherischen Ölen, die Sie in einem mit Wasser gefüllten Zerstäuber vermischen. Vor jedem Gebrauch kräftig schütteln. Es spricht auch nichts dagegen, hinterher noch großzügig an den Pflanzen vorbeizusprühen, um die Mischung als Raumspray zu verwenden.*

Vielleicht versuchen wir es bei der nächsten Schädlings- oder Läuseplage einmal aus der humorvollen Sichtweise von Wilhelm Busch. Er nahm den Lauf der Dinge in der Natur gelassen und duldsam entgegen, wie es sein Gedicht beschreibt.

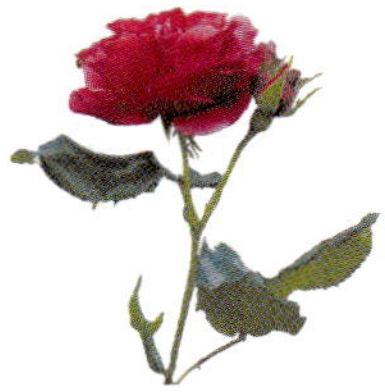

Duldsam

Des Morgens früh, sobald ich mir
Mein Pfeifchen angezündet,
Geh ich hinaus zur Hintertür
Die in den Garten mündet.
Besonders gern betracht ich dann
Die Rosen, die so niedlich;
Die Blattlaus sitzt und saugt daran
So grün, so still, so friedlich.
Und doch wird sie, so still sie ist,
Der Grausamkeit zur Beute;
Der Schwebefliege Larve frißt
Sie auf bis auf die Häute.
Schlupfwespchen flink und klimperklein,
so sehr die Laus sich sträube,
Sie legen doch ihr Ei hinein
Noch bei lebendgem Leibe.
Sie aber sorgt nicht nur mit Fleiß
Durch Eier für Vermehrung;
Sie kriegt auch Junge Hundertweis
Als weitere Bescherung.
Sie nährt sich an dem jungen Schaft
Der Rosen, eh sie welken;
Ameisen kommen, ihr den Saft
Sanft streichelnd abzumelken.
So seh ich in Betriebsamkeit
Das hübsche Ungeziefer
Und rauche während dieser Zeit
Mein Pfeifchen tief und tiefer.
Daß keine Rose ohne Dorn,
bringt mich nicht aus dem Häuschen.
Auch sag ich ohne jeden Zorn;
Kein Röschen ohne Läuschen.

Wilhelm Busch

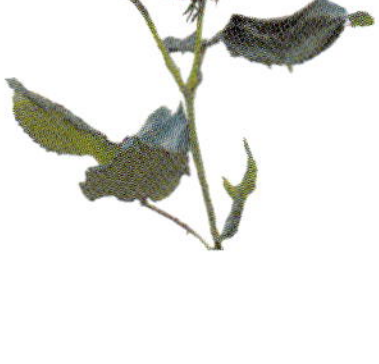

Die Magie der Rose

„Die Ros' ist ohn Warum, sie blühet, weil sie blühet. Sie acht' nicht ihrer selbst', fragt nicht, ob man sie siehet.“ *Angelus Silesius*

Im mystischen Zeichen der Fünf

Typisch für alle Rosaceaen ist die Anzahl ihrer Blütenblätter, die in der Regel immer das Mehrfache von fünf ergeben, so wie es im Kapitel über die Pflanzenbeschreibungen erklärt ist. Jene Natur gegebene Fünferkonstellation, die für diese Gattung so typisch ist, verweist auf die Gesetze der Harmonie, die in und um uns herum walten. Vielleicht liegt es an dieser magischen Zahl, dass die Rose über Jahrmillionen den Weg zu den Menschen suchte.

Betrachten wir die Umrisse der fünf Blütenblätter der Rose, erkennen wir, dass sie sich in vollkommener Ordnung zu einem Kreis formen. Der Kreis symbolisiert die Unendlichkeit, er hat keinen Anfang und kein Ende.

Außer dem Kreis der Vollkommenheit und Unendlichkeit weist die Rose noch ein weiteres Symbol auf. Ausgebreitet und von oben betrachtet schauen die Kelchblätter der Rose sternförmig aus. Einige der Kelchblätter sind behaart, andere wiederum nur zu Hälfte und wieder andere weisen gar keine Härchen auf. Hier erinnern wir noch einmal an den Vers, der schon im Kapitel Rosenbeschreibung enträtselt wurde: *„Fünf Brüder sind's, zu gleicher Zeit geboren; zwei mit Bärten, zwei'n ist der Bart geschoren, einer von uns Fünfen hat ihn halb verloren.“*

Verbindet man nun mit Linien die Spitze eines jeden Kelchblattes mit der ihm gegenüberliegenden Spitze, gestaltet sich auf geheimnisvolle Weise das Pentagramm oder, je nach Betrachtungsart, des Drudenfußes. Das Pentagramm steht ebenfalls im Zeichen der Fünf und stellt in Form eines Sterns die Verbindung zum Kosmos dar. In seiner Symbolik verbirgt sich das Okkulte, das geheimnisvolle Wissen der Naturgesetze.

Seine fünf Leisten stellen die fünf menschlichen Tugenden dar. Sie stehen für Liebe, Wahrheit, Gerechtigkeit, Weisheit und Güte. Vielleicht möchten Sie sich einmal im Zeichnen versuchen und anhand der Nummern die Linien der Kelchblätter nachziehen.

Der Kelchzipfel

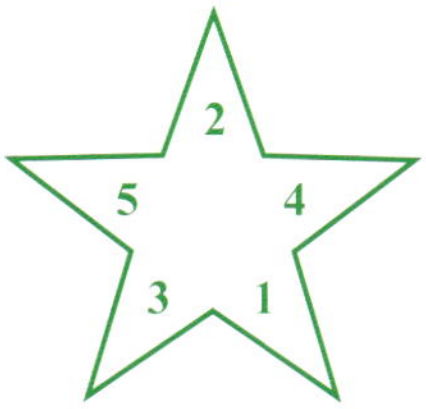

3 ist halb behaart

1 und 2 sind rundum behaart

4 und 5 ohne Härchen.

Wenn Sie die Linie von 2 nach 1 nach 5 nach 4 nach

3 nach 2 nachziehen, ergibt sich das Pentagramm

Doch auch im alltäglichen Leben ist es interessant, wie häufig wir mit der magischen Zahl 5 unbewusst in Verbindung treten.

Die Fünf ist beispielsweise die Zahl unserer Sinne, sie ist auch die Zahl unserer Finger an jeder Hand oder unserer Zehen.

Ebenso ist sie die Zahl unserer Glieder. Zwei Arme, zwei Beine, der Leib oder der Kopf. Im Altertum standen die fünf sichtbaren Planeten, Mars, Merkur, Jupiter, Venus und Saturn für die Geschicke des Menschen.

Frühere Alchemisten sahen die Vollkommenheit der Rose ebenfalls in jedem Detail. Sie ordneten die unvergleichliche Blüte Sulphur zu, die gleichmäßig gefiederten Blätter und den gradlinigen Stängel Merkur, und die kraftvolle Wurzel Sal.

Wir gebrauchen die Redewendung es ist „fünf vor zwölf", wenn wir vor einer Entscheidung stehen, bei der wir endlich handeln müssen. Und wenn etwas nicht allzu genau genommen wird, findet das Idiom „fünfe gerade sein lassen" seine Anwendung. Sicher fallen Ihnen noch weitere Beispiele ein, in denen die mystische Zahl Fünf unsere Sympathie und energetische Verbindung zur Rose erkennen lässt. Aus diesen Verbindungen heraus hat sich auch die Sprache der Rosen entwickelt.

Rosensprache

Zu Zeiten der Königin Viktoria von Großbritannien (1837-1901) erreichte die Sprache der Blumen, besonders die der Rosen, ihren Höhepunkt. Viele Bücher kamen in den Handel, sozusagen ein „Knigge" für den Rosenüberbringer. Die meisten Schriften gingen auf die Werke von „Madame de la Tour" zurück, aus denen genauestens hervorging, welche Botschaft mit dem Überreichen der Rosen vom Überbringer ausgedrückt werden sollte. Dabei spielte nicht nur die Farbe der Rose eine Rolle, sondern auch die Art und Weise, wie sie überreicht wurde, war von Bedeutung. Gleichermaßen wurde auch die Rosensorte bewertet. Einfach war es gewiss nicht, seiner Angebetenen auf diesem Weg die passenden Worte zukommen zu lassen.

Die stachelige Rose kündete beispielsweise Gefahr an, belaubte Rosenstiele verhießen Liebe voller Hoffnung. Schmückte sich eine Frau mit einer Rose, die zudem noch in der Nähe ihres Herzens angeheftet war, wusste jeder, dass sie verliebt war. Trug eine Dame die Rose im Haar, war Vorsicht geboten, im Dekolleté bot sie ihre Freundschaft an. Ein Rosenstrauß, der mit weißen und roten Rosen gemischt war, bedeutete Einigkeit. Eine rote Rosenknospe drückte Reinheit und Lieblichkeit aus. Beim Überreichen glutroter Rosen bekräftigte der Romeo nach wie vor seine Liebe.

Karminrote Rosen drückten Trauer und Schmerz oder Liebeskummer aus. Die Botschaft weißer Rosen verhieß eher heiß entbrannte, schmachtende Leidenschaft oder auch Unschuld. Gelbe Rosen verwiesen auf neidische Gefühle, auch auf Eifersucht oder Untreue. Doch damit nicht genug, es durfte auch detaillierter „blumig“ gesprochen werden. Zeigte die angebotene Rose des Überbringers nach rechts, hieß es: „Ich“. Nahm jetzt die rechte Hand des Gegenübers die Rose in Empfang, war die Welt gottlob in Ordnung, denn die Antwort war ein klares „Ja“.

Fand die Rosa x alba Verwendung, bedeutete die Botschaft: „Wenn Du mich liebst, wirst Du es erfahren.“ Die Rosa centifolia sagte hingebungsvoll: „Mein Herz steht in Flammen.“ Bei der Moschus Rose musste man schon vorsichtiger handeln, sie sagte: „Launische Schönheit und auch charmant.“

Zu jener Zeit musste man den „Blumenknigge“ gut studiert haben, wollte man nicht Gefahr laufen, gehörig ins Fettnäpfchen zu treten.

Rosiges Zauberelixier

Mittels der Zuchtrose wurde in jener Zeit ein wirksamer Liebeszauber hergestellt. Sollten Sie sich einmal vor Liebeskummer verzehren, könnten Sie diesen Zaubertrank versuchen. Wer weiß, vielleicht wirkt er auch heute noch.

Hierzu trug man drei dunkelrote, drei hellrote und drei schneeweiße Rosen an drei Tagen und drei Nächten über je drei Stunden auf dem Herzen, jedoch so, dass niemand etwas davon bemerkte. Anschließend wurden die drei dunkelroten Rosen, die drei hellroten Rosen und die drei schneeweißen Rosen je drei Stunden des Tages und je drei Stunden bei Nacht in guten Wein, vorzugsweise Rotwein, gehängt. Um sich der Liebe des anderen sicher zu sein, Liebe zu erwecken oder zurückzugewinnen, gab man der oder dem Angebeteten von dem Zauberwein zu trinken.

Rosen im Wandel der Zeit

Die Rose in der Antike

Vielleicht sind Sie genauso überrascht wie ich es war, als ich las, dass es die Rose schon gegeben hat, lange bevor die Menschheit geboren war. Zeugnis für diese erstaunliche These geben Funde versteinerter Rosenteile, die sich im Rosenmuseum in Paris befinden. Sie bezeugen, dass Rosen vor etwa 25-30 Millionen Jahren, in der ältesten Stufe des Jungtertiärs, dem Miozän, geblüht haben.

Die Urheimat der Rose wird in Asien vermutet. Jedoch verging bis zu dem Tag, an dem die Rose erstmals in einem Garten angepflanzt wurde, noch unendlich viel Zeit. Historischen Schriften zufolge soll dies in Chinas Gärten gewesen sein, etwa 2700 v. Chr., gerade zu der Zeit, als die Gartenkultur dort ihre Anfänge hatte. Zu der Zeit war das Ansehen der Rose noch recht bescheiden, die Pfingstrose und Chrysantheme liefen ihr den Rang ab. Erst gegen Ende des 18. Jahrhunderts gelangen mit hochgezüchteten China-Rosen revolutionäre Erfolge.

Als die älteste Darstellung einer Rose gelten die Funde auf den Fresken von Knossos auf Kreta, aus dem Palast des Königs Minos. Der Palast wurde um 1900 v. Chr. errichtet, mehrfach durch Naturkatastrophen zerstört (1700 v. Chr. und 1450 v. Chr.) und wieder aufgebaut, bis er schließlich durch kriegerische Auseinandersetzungen um 1375 v. Ch. endgültig zerstört wurde. Britische Archäologen (unter ihnen der Entdecker Sir Arthur J. Evans) legten den Palast frei und ließen ihn in der Zeit von 1898-1930 restaurieren. Bei diesen Arbeiten entdeckten sie ein wundervolles Fresko, das „Fresko mit dem blauen Vogel." Dieses herrliche Kunstwerk beschreibt der Entdecker in einem seiner literarischen Werke. Auszugsweise schreibt er wie folgt:

„Aus dem Felsen entspringen wilde Erbsen oder Wicken, die gleichzeitig Hülsen und Blüten in Ähren tragen, Horste von anscheinend kretischer Zwerg-Iris, orange und zur Abwechslung auch einmal rosa gerandet mit rötlichdunkelgrün. An der linken Seite, erstmals in der antiken Kunst, erscheint ein Wildrosenbusch, teils gegen einen weißen, teils dunkelroten Hintergrund, während weitere Zweige der gleichen Pflanze vom Felsen herabhängen und sich im Bogen wieder aufrichten. Die Blüten sind von goldener Rosenfarbe mit orangefarbener Mitte, darin dunkelrot gefleckt."

Da dieses Fresko mehrfach unsachgemäß restauriert wurde, kann nicht definitiv festgestellt werden, um welche Rose es sich nun handelt. Den Abbildungen und Beschreibungen nach vertritt man die Auffassung, dass es sich um die Rose R.x. richardii oder eine Form der R. gallica handelt.

Für einen längeren Zeitraum lassen sich nach diesen Funden aus der minoischen Kultur keine weiteren Nachweise für die Existenz der Rose anführen. Erst bei Homer, der im 9. Jahrhundert v. Chr. lebte und als Schöpfer der Epen „Odyssee" und „Ilias" vermutet wird, findet sich ein erneuter Hinweis. Er beschreibt in der „Ilias" den Tod des Achilles bei der Belagerung Trojas, wie Achilles Leichnam von Aphrodite (Göttin der Fruchtbarkeit und Liebe) einbalsamiert und mit Rosenöl eingerieben wird. Und im Epos wird auch davon erzählt, dass das Schwert des Achilles mit Rosen verziert war.

Knapp zwei Jahrhunderte später besang die Lyrikerin Sappho, die auf der Insel Lesbos lebte, die Rose als die Königin der Blumen. In einem ihrer Naturlieder schreibt sie: „Wenn Zeus den Blumen eine Königin geben wollte, müsste die Rose diese Krone tragen." *„Wie ein jungfräulich Erröten zieht es durch die Lauben hin: Oh, die Rose! – Ach die Rose ist der Blumen Königin..."*

Doch wir wollen noch etwas weiter das Mysterium der Rose lüften und dazu mit Riesenschritten durch die Geschichte reisen.

Herodot (um 490-425 v. Chr.), Vater der Geschichtsschreiber, beschrieb die Rose des phrygischen König Midas mit den 60 Blütenblättern, die stärker und lieblicher als alle ihm bekannten Rosen duftete. Man vermutet, dass es sich um eine gefüllte Form der Rosa gallica oder einen Abkömmling der Rose alba handelt.

Etwa um 300 v. Chr. wurde die Rose von Theophrastus, einem griechischen Philosophen, der durch seine Pflanzengeschichten berühmt wurde, erwähnt. Er beschrieb in seinen Werken über die Pflanzencharaktere u.a. die hundertblättrige Rose (Rosa centifolia).

Zeitzeugen überliefern, dass durch die Ausschweifungen und Exzesse der römischen Oberschicht und die Rosenorgien Kaiser Neros der Rose ein Odium anhaftete, das ihr bis ins Mittelalter blieb.

Um seinen Festen eine besondere Note verleihen zu können, mussten jederzeit große Mengen Rosen vorrätig sein. So ließ er einmal das Ufer des Sees Baiae vollständig mit Rosenblüten bestreuen. 4 Millionen Sesterzen konnte solch ein Festgelage kosten (das sind in heutiger Währung etwa 250 Millionen Euro). Gewaltige Gewächshäuser wurden angelegt, wo Rosen im Winter mit temperiertem Wasser gegossen wurden, damit sie immer wieder erneut blühten. In den Plantagen der Freilandrosen wurden um die Pflanzen oder dazwischen Gräben gezogen, in die zweimal täglich warmes Wasser gegossen wurde. Um den immensen Rosenbedarf zu decken, mussten wertvolle Ackerflächen weichen, und das dringend benötigte Getreide, ein Grundnahrungsmittel für die Bevölkerung, wurde lebensbedrohlich knapp. Auch andere Kaiser feierten ausschweifende Feste und ließen die Räume ihrer Gelage verschwenderisch mit Rosenblüten füllen. So sollen bei einem Fest des Kaisers Heliogabal, (218 - 22 n. Chr.), derartig viele Rosenblüten auf die Feiernden hinabgeschüttet worden seien, dass einige daran erstickten.

So wundert es auch nicht, dass sich schon bald das einstige Symbol der Reinheit und Liebe in das Gegenteil umkehrte. Die liebreizende Rose wurde bald zum Symbol der Wollust, der Lüsternheit und der Ausschweifung. Der Dichter Anakreon bezeichnete die Rose als Ehre und Zauber der Blumen, als die Lust und Sorge des Frühlings, und als die Wollust der Götter. Satiriker griffen das verwandelte Zeitgeschehen der Rose auf ihre Art auf. Sie stellten den Menschen, der sein Leben durch die Wollust, Völlerei und Schamlosigkeit entwertete, in Gestalt einer niederen Kreatur dar. So zeichneten sie den Menschen beispielsweise als einen kleinen erbärmlichen Käfer, der erstickt unter Rosenblüten liegt, getötet vom reinen unschuldigen Duft der Rose.

Die Rose ab dem Mittelalter

Das Ende des römischen Reiches im 5. Jahrhundert bedeutete für eine lange Zeitspanne auch das Ende der Blütezeit der Rose. Niemand interessierte sich mehr für den Star überschwänglicher Feste. Die katholische Kirche verbannte die lasterhaften, heidnischen Rosenschwelgereien und nur in den Klostergärten fristete die Rose ihr Dasein weiter. Erst Karl der Große (768-814) weckte die Rose wieder aus ihrem Dornröschenschlaf.

In der Schrift über die Anwendung und Pflege von Gärten in den Kaiserpfalzen, wurde die kaiserliche Reichsverordnung „Capitulare de villis vel curtis imperialibus", die per Gesetz den Anbau von Heilkräutern sowie die Kultivierung von Obst- und Beerensträucher festlegt, aufgenommen. Die Rose stand dabei an erster Stelle. Wie ruhig es um die Rose geworden war, geht auch aus den umfangreichen Werken über die Pflanzenkunde des Dominikanermönchs Albertus Magnus (†1280) hervor. Als Bischof von Regensburg und größter Botaniker seiner Zeit beschreibt er unter religiösen Aspekten um 1250 in seinen Schriften lediglich 4 Rosenarten. Dabei handelt es sich um die Arten: R. canina, R. centifolia, R. rubiginosa L. sowie die R. arvensis Huds.

Rosen und der Marienkult

Zögernd entwickelte sich nun der Marienkult, mit dem die Rose als Pflanze mit Symbolcharakter eine neue Blütezeit erlebte. Hierzu zählen beispielsweise die künstlerischen Darstellungen Mutter Marias als blühender „Rosenreis" oder Maria als „Rosenblüten tragender Stamm". Berühmt wurde das Bild von Martin Schongauer „Maria im Rosenhag", das er 1473 in Colmar vollendete. In der Kunst, wie beispielsweise in der Glasmalerei, entstanden große stilisierte Fensterrosen in gotischen Kathedralen. Im Jahre 1521 griff Papst Hadrian VI. die altrömische Symbolik wieder auf und ließ an Beichtstühlen Rosenornamente anfertigen. Diese aufwendig gearbeiteten Holzschnitzarbeiten oder Stuckverzierungen waren ein Symbol für die Unverletzbarkeit des Beichtgeheimnisses . Nach diesem nutzbringenden Sinneswandel im Christentum oder im katholischen Brauchtum galt die Verleihung der „Goldenen Rose der Tugend“ als besonders hohe Auszeichnung. Ursprünglich war dieses Schmuckstück mit einfachem, roten Email versehen. Später war es wohl mit der sinnbildlichen Ehrung nicht mehr getan, ein ansehnlicher roter Rubin und ein rankender Rosenzweig traten an Stelle des Emailes. Diese außergewöhnliche Goldschmiedearbeit, die in ihrer Rosenknospe Balsam und Moschus verbarg, erhielt am vierten Sonntag in der Fastenzeit den päpstlichen Segen, um dann einem gläubigen Christen oder Herrscher überreicht zu werden.

Dennoch, die Symbolik der Rose war von jeher ambivalent: Als Marienblume verkörperte sie das Symbol des Schmerzes und der Reinheit, der Göttin, der Frau, der Liebe; assoziiert durch ihren Duft, sexuell erregend – ihrer Farbe, rot wie Blut. Es ist daher nicht verwunderlich, dass sich durch Umstellung der Buchstaben des Wortes Rose das Wort Eros bilden lässt.

Die Rose als Siegel der Verschwiegenheit

Es wurde abermals still um die Rose. Die Epoche des Barocks hatte außer in überschwänglichen künstlerischen Rosendarstellungen, wie in der Ornamentik, für Reliefe und Stuckgestaltungen wenig Verwendung für die Rose. Kunstvolle Wappen wurden mit Rosenmotiven versehen. Martin Luther, und wie man aus dem „Handbuch der Heraldik“ entnehmen kann, mit ihm noch gut 4000 deutsche Geschlechter, führten eine Rose in ihren Wappen.

Eine Legende weiß zu berichten, dass einst der Erzengel Gabriel zu Ehren Marias aus 150 Rosen drei Kränze flocht. Der erste ward aus goldenen – den glorreichen, der zweite aus weißen – den freudenreichen und der dritte aus purpurroten – den schmerzhaften Rosen gebunden.

Rosendarstellungen zierten Zunftzeichen oder Münzen, Glas und Porzellan. Noch heute können wir die Rosenverzierungen aus jener Zeit an altertümlichen Domen, manchen Herrenhäusern, an schmucken Giebeln oder Türmchen bewundern. Anderswo finden wir sie in Fenster oder Türkrönungen, die mit steinernen oder bleiverglasten Rosen versehen sind.

Der Orden der Rosenkreuzer führte ursprünglich ein Kruzifix, das mit sieben Rosen behangen war. Die Gestaltung des Symbols wurde um 1785 in ein Rad- bzw. Rosenkreuz geändert. Das Kreuz als Symbol des Christentums und die Rose als Zeichen der Verschwiegenheit wurden darin vereint. Im 17. und 18. Jahrhundert taucht die Rose häufig als Siegel der Verschwiegenheit auf. Ein Relikt aus dieser Zeit ist die Stuckrose, die zumeist die Zimmerdecke über dem Tisch zierte, eben dort, wo die vertraulichen Gespräche stattfanden. *Damit ein jeder, sobald er sie erblickte, eingedenck würde, das er dasselbe, was er geheim höret, verschweigen sollte.*
“Sub rosa dictum – das unter der Rose gesagte”.

Später symbolisierten auch die mit Rosen verzierten Holzschnitzereien an den Beichtstühlen oder in Ratssälen und Grabmälern Verschwiegenheit und Vertrauen.

Geburtsstunde der Rosenzucht

Mit der Zeit eroberte die Rose die Niederlande und Österreich, wie es 1594 von Clusius, (1525-1609) Arzt und Prof. der Botanik, niedergeschrieben wurde. Heute nimmt man an, dass sie durch die über die Balkaninseln vordringenden Türken nach Europa kam.

1817 machte der Direktor des Botanischen Gartens auf der Insel Réunion, zu dieser Zeit noch Ile de Borbon, eine grandiose Entdeckung. Wie grandios, hatte der gute Mann sicher nicht mehr erleben dürfen, dennoch begeisterte sein Fund die Botaniker über alle Maßen. Erst viel später stellte sich heraus, dass sein Augenmerk einer Naturhybride gegolten hatte, die aus der Bengal und Damascener Rose hervorgegangen war.

Seinerzeit verschickte er den Samen dieser Naturhybride nach Frankreich – und mit diesem Samen brach ein neues Rosenzeitalter an, die Rosenzüchtung war geboren. Alle Pflanzen, deren Ursprung auf diesen Samen zurückzuführen ist, erhielten den Namen „Bourbonrose“.

Nun war es nur noch ein kleiner Schritt, bis durch die Erforschung der Flora, der verschiedenen Länder und Regionen die Artenvielfalt zunahm. Mit Siebenmeilenstiefeln eroberte nun die zukünftige „Königin der Blumen“ ganz Europa und große Teile der übrigen Welt.

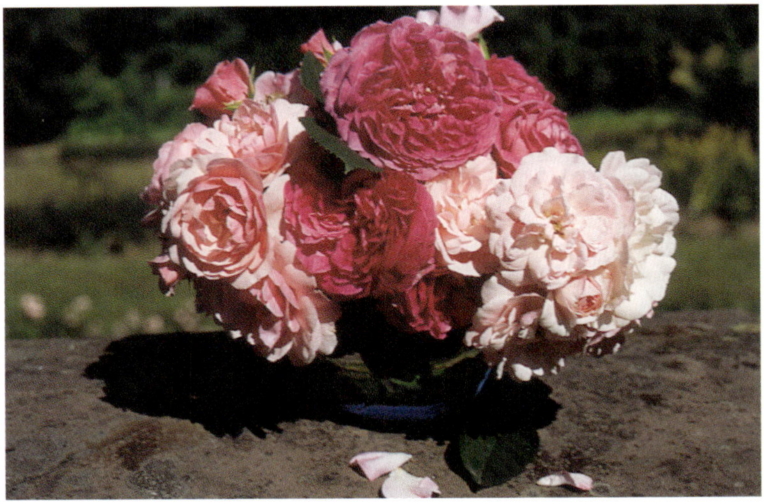

Sammeln und Verarbeiten

Tipps zum Kräutersammeln

Das verlockende Angebot unserer Rosenheilschätze oder die reichhaltigen Rezepturen der Kräuterteemischungen laden sicher zum Einstieg in die Kräuterheilkunde ein. Da wir hauptsächlich Kräuter für unsere Gesundheit sammeln, sollten wir einige Ratschläge beherzigen und auch bei allem Eifer nicht vergessen, dass jedes Sammeln auch großer Eigenverantwortung bedarf. Ob Blatt, Blüte, Rinde oder Wurzel, alles wird, medizinisch gesehen, durch das Trocknen und Verarbeiten als eine Droge bezeichnet. Diese Bezeichnung klingt etwas gefährlich, bezieht sich jedoch auf alle Arzneimittel sowie Rauschmittel und hat sich aus dem englischen Begriff „drug“ entwickelt. Sorgfältiges Sammeln, Ernten, Verarbeiten und Zubereiten setzen Geduld und Pflanzenkenntnisse voraus. Das ist zum Schutz der Natur wie auch zu Ihrer eigenen Sicherheit erforderlich, denn nur sachkundige Ernte und Verarbeitung garantieren den Erhalt wertvoller Pflanzeninhaltsstoffe. Und nur in korrekter Anwendung, Dosierung und Zusammenstellung, nicht nach dem Motto „viel hilft viel“, können Sie optimale Heilwirkung erwarten.

Wenn wir sammeln

Zum Sammeln gehören ein Korb oder eine Papiertüte. Nur einwandfreie Pflanzenteile gehören hinein. Dass nicht an stark befahrenen Straßen oder andersartig verunreinigten Gegenden gesammelt wird, wissen wir.

Grundsätzlich können wir uns an folgende Richtlinien halten:

Den größten Wirkstoffgehalt liefern die jungen zarten Blättchen, die vorsichtig gepflückt oder abgestreift werden. Regen- oder taunasse Blätter und Blüten könnten zu Hause verderben und schimmeln. Zum Trocknen hängen wir die zu kleinen Bündeln zusammengerafften Pflanzenteile kopfüber in einem luftigen, schattigen Raum auf. Oder wir legen sie auf Holz- oder Gitterrosten breitflächig aus, so dass sie nicht übereinanderliegen. Sind die Blüten sehr winzig, so dass sie durch die Zwischenräume hindurchfallen, können wir Papier, Geschirr- oder Mulltücher darunter legen. Ein Fliegennetz leistet auch wunderbare Dienste. Erst wenn alles vollkommen trocken ist und die Blätter bei Berührung knistern und rascheln, können sie in gut schließende Gefäße gefüllt und aufbewahrt werden. Blätter und Blüten behalten beim Trocknen ihre natürliche Farbe, braun verfärbte Pflanzenteile sollten Sie nicht verwenden.

Größere Blüten- oder Kräutermengen können sehr gut in Pappschachteln oder großen Papiertüten aufbewahrt werden. Wurzeln oder Rindenstücke sind in Leinensäckchen, in einem luftigen schattigen Raum aufgehängt, gut aufgehoben.

Ganz wichtig ist die Beschriftung der gehorteten Pflanzenteile, ebenso die der Nähr- und Heilmittel, die Sie daraus herstellen. Mit einem Aufkleber können Sie das Herstellungsdatum festhalten und vielleicht noch mit knappen Stichworten die Anwendungsmöglichkeiten anmerken. Beim Lagern unterschiedlicher Kräuter empfiehlt es sich, alle einzeln zu verpacken und erst bei Bedarf zu vermengen. So können Sie auch später noch nach jeweiligem Verwendungszweck die Pflanzenteile kombinieren.

Als allgemeine Faustregel gilt: Alle krautigen Pflanzenteile nur bis zur nächsten Saison verwenden, da ihre Wirkstoffe sich mit der Zeit weitgehend verlieren.

Wurzelbestände könnten bis zu 3 Jahre Verwendung finden. Von Zeit zu Zeit kontrollieren Sie Ihre Sammelschätze und achten auf Schimmelbildung oder Insektenbefall.

Zum Wegwerfen viel zu schade

Bevor übrig gebliebene Sammelschätze entsorgt werden, bietet sich mit einiger Phantasie und Wertschätzung gegenüber der Pflanze noch die Möglichkeit zur Weiterverwendung an. Reste von Kräutertees eignen sich beispielsweise noch für einen Badezusatz oder Sie füllen sie mit anderen duftenden Pflanzenteilen in ein Kräuterkissen. (Anregungen hierzu finden Sie unter den jeweiligen Kapiteln beschrieben.)

Manche übrig gebliebenen Pflanzenreste eignen sich im Garten als Ungeziefer abwehrende oder Pflanzen stärkende Brühen oder sie bieten sich noch für ein dekoratives Potpourri an, indem man sie mit getrockneten Rosenknospen, Zitronen- oder Orangenschalen, Zimtstangen oder Kiefernzapfen ergänzt. Damit sie gut duften, können sie mit ätherischen Ölen beträufelt werden. Anregungen finden Sie im Kapitel über Potpourris und Aromatherapie.

Rosen und Hagebutten sammeln

Wildrosenblüten für Tee oder Essenzen pflücken wir hauptsächlich im Rosenmonat Juni eventuell auch noch im Juli. Sorten wie die Rugosa Wildrose bilden auch noch im Oktober vereinzelte weiße oder rosa Blüten. Bei den duftenden, unbehandelten Rosenblüten aus dem Garten können wir, je nach Sorte, die Sammelzeit bis in den Oktober hinein verlängern. Ob Zier- oder Wildrose, die Blüten werden vorzugsweise ganz früh morgens gepflückt, dann weisen sie den höchsten Wirkstoffgehalt auf. Falls notwendig, werden sie nur leicht ausgeschüttelt, um Insekten oder Staub zu entfernen. Im Haus werden die Rosenblüten an einem luftigen, schattigen Ort zum Trocknen ausgebreitet, ohne sie zu quetschen oder zu zerdrücken, um ihre wertvollen Inhaltstoffe und ihre ätherischen Öle zu erhalten.

Der richtige Zeitpunkt für Rosen und Hagebutten

Hagebuttenfrüchte werden etwa ab Ende September und nur im reifem Zustand geerntet, dann stecken sie voller Sonnenkraft und Nährstoffe. Um Vital- und Vitaminverluste zu vermeiden, sollten sie zu Hause gleich verarbeitet werden. Hagebutten, die noch im Winter an den Zweigen hängen und vom Frost erweicht wurden, eignen sich zum Trocknen nicht mehr. Sie lassen sich nicht mehr entkernen und weisen auch nicht mehr den Vitamin- und Mineralstoffgehalt wie in der Hauptreifezeit auf. Zur Aufbewahrung eignen sich dunkle Gläser und Weißblechdosen.

Hagebutten verarbeiten

Hagebutten zu verarbeiten gehört sicher nicht zu den angenehmsten Tätigkeiten. Es ist ziemlich Zeit aufwendig, die Früchte von den pieksenden Kernen zu befreien. Trotzdem, wenn Sie das Endprodukt erst einmal gekostet haben, wissen Sie, dass diese Arbeit lohnt. Selbsthergestelltes Hagebuttenmus oder -marmelade ist ein wirklicher Genuss, auf den man nicht mehr verzichten möchte. Gleichgültig, wofür Sie die Hagebutten verwenden möchten, die Kerne und die schwarzen Kelchzipfel sollten entfernt werden. Je nach Rose oder Wildrosensorte geht die Arbeit des Entkernens mehr oder minder rasch von der Hand. Am einfachsten geht es bei der eher weichfleischigen, dickbauchigen Rugosa, der Kartoffelrose. Die Hundsrose mit ihren eirunden Früchten, die Essigrose mit ihren leicht klebrigen Früchten, selbst die Weinrose mit den gestachelten Früchten, alle können verarbeitet und verzehrt werden.

Wie Sie jedoch der Tabelle ersehen können, Hagebutte ist nicht gleich Hagebutte. Nicht nur, dass sie sich erheblich von ihrem Fruchtfleischanteil unterscheiden, auch der Vitamin C-Gehalt variiert.

Da die Pflanzen natürlichen Schwankungen unterliegen, können die Tabellenwerte nur ungefähre Angaben sein. Klimatische Einflüsse, Standort, Licht- und Bodenverhältnisse bestimmen den Nährwertgehalt.

Vitamin C-Gehalt auf 100 g Hagebuttenfrüchte

Rosenart	*getr. Frucht*	*frische Frucht*	*Rosenart*	*getr. Frucht*	*frische Frucht*
R. villosa	3,9 %	920 mg	**R. mayesii**	/	850 mg
R. sweginzowii	2,8 %	1100 mg	**R. acicularis**	3,7 %	2400 mg
R. canina	1,7 %	500 mg	**R. pendulina**	3,1 %	800 mg
R. haematodes	/	2900 mg	**R. rugosa**	4,5 %	940 mg

So geht´s

Schneiden Sie zuerst den schwarzen Kelchzipfel ab. Anschließend wird die Hagebutte geteilt und entweder mit einem schmalen Löffelchen oder einfach mit dem Daumennagel entkernt. Da immer zahlreiche, kleine, pieksende Härchen an den Händen und den Früchten zurückbleiben, stellen Sie sich gleich eine Wasserschüssel zum Händeabspülen parat. Auch die entkernten Hagebutten müssen vor der Weiterverwendung kurz abgespült werden. Werfen Sie die Hagebuttenkerne nicht fort, sondern lassen Sie sie trocknen und gebrauchen sie diese für Tees. Schneiden Sie die Hagebutten ganz klein, damit sich die Kochzeit verkürzt und die wertvollen Inhaltsstoffe geschont werden.

Friedrich Bodenstedt meint dazu:

Der Rose süßer Duft genügt,
Man braucht sie nicht zu brechen.
Und wer sich mit dem Duft begnügt,
der braucht sich nicht zu stechen.

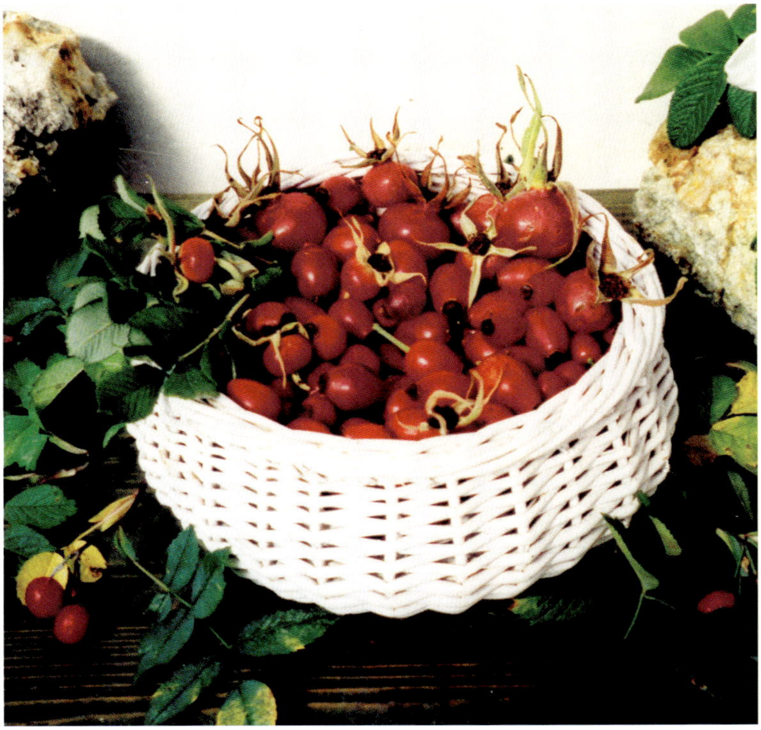

Rosen- und Hagebutten-Hausapotheke

Wirkstoffe und Anwendungen im Überblick

Vitamin A,B,C, E, K,P,H	Schmerz lindernd	Nieren-
Eisen	Vitamin spendend	Lebererkrankung
Karotin	kühlend	Blutreinigung
Natrium	Harn treibend	Grieß- u. Steinleiden
Kalzium	stärkend	Vitaminmangel
Kalium	stimulierend	Rekonvaleszenz
Phosphor	Blut reinigend	Blasen-Darmkatarrh
Rutin	erfrischend	Fieber
Schwefel	Herz stärkend	Wassersucht
Magnesium	entkrampfend	Frühjahrsmüdigkeit
Zitronen-	Stein lösend	Infektionskrankheiten
Apfel-	Wund heilend	Rheuma
Gerb-		Immunschutz
Gallensäuren		Erkältungen
Pektin		
ätherisches Öl		
Fruchtzucker		

Heilwirkung der Hagebutte

Cynosbati fructus

So klein sie auch sein mag, die Hagebutte ist eine kleine Vitamin C-Bombe, die etwas mehr zu bieten hat als nur einen leckeren Brotaufstrich. In der traditionellen Volksheilkunde linderte die Hagebutte schon vor Jahrhunderten Beschwerden wie entzündliche Nierenerkrankungen, Infektionen, Fieber, Stein -und Grießbildung oder harnsaurer Diathese.

Der hohe Vitamin C-Gehalt zählt sicherlich zu den vorteilhaftesten Eigenschaften der Hagebutte. Einige Hagebuttenarten enthalten tatsächlich weit mehr Vitamin C als Orangen, Zitronen oder Johannisbeeren. Vitamin C ist sicher das am gründlichsten untersuchte und erforschte Vitamin, das wir kennen, und jeder weiß, wie wichtig es für unsere Gesundheit, für unser intaktes Immunsystem ist. Aber wissen Sie auch, dass schon 1 Gramm Ascorbinsäure am Tag Bronchialasthma lindern oder Katarakte (grauer Star) auflösen kann? Oder dass in der Tränenflüssigkeit des Auges 30-50 mal mehr Vitamin C enthalten ist als im Blut? Fehlt dem Körper dieses bedeutende Vitamin, sind Anfälligkeiten gegen Infektionen, Müdigkeit, Appetitlosigkeit, Blutungsneigungen, mangelnde Wundheilung sowie Zahnfleischentzündungen, Schlafstörungen, Konzentrationsschwäche, Verdauungsbeschwerden häufige Indikatoren.

Sogar die Psyche profitiert vom Vitamin C in den Hagebutten. Als Schutz -und Betriebsstoff in der Hirnanhangdrüse aktiviert es die Ausschüttung von zehn Hormonen, die wiederum vier Regelkreise steuern. Auch die sensible Schilddrüse braucht zur Bildung des Thyroxinmoleküls mindestens zwölf Vitamin C-Moleküle zum Schutz gegen freie Radikale, um überhaupt zu den Körperzellen zu gelangen.

Da der Körper es nicht selbst aufbauen kann und auch nicht lange speichert, ist es notwendig dieses Vitamin kontinuierlich über eine ausgewogene Ernährung zuzuführen. Vitamin C kann auch nicht überdosiert werden, es ist nicht toxisch. Da es wasserlöslich ist, wird die überschüssige Menge einfach ausgeschwemmt.

Zwei Esslöffel Hagebuttenmus genügen, um den notwendigen Vitamin C-Tagesbedarf zu decken. Bei bestehenden Krankheiten können wir auch die fünffache Menge oder mehr einnehmen. Morgens zum Frühstück kann der tägliche Vitaminschub schon beginnen, indem das Mus ins Müsli gerührt oder als Brotaufstrich verwendet wird.

Ein weiterer Inhaltsstoff der Hagebutte ist Vitamin A. Im Körper wird Vitamin A für zahlreiche Funktionen des Körpers gebraucht, vor allem für die Sehfähigkeit des Auges. Vitamin A wird bei jedem einzelnen Lichtreiz zur Herstellung des Sehpurpurs Rhodopsin benötigt und verzehrt. Dämmerlicht oder grelles Sonnenlicht verbrauchen viel mehr Vitamin A als normale Lichtverhältnisse. Auch Computerarbeiten oder allgemein unzureichende Lichtverhältnisse im Berufsalltag sind ganz enorme Vitamin A-Räuber. Ein Mangel kann sich in einem Überanstrengungsgefühl der Augen äußern, Nachtblindheit oder Sonnenlichtblendung. Aber nicht nur unser Auge verlangt nach diesem Vitamin. Ebenso die Haare, Zähne, die Knochen und unsere Haut. Es spielt bei der Herstellung des Hormons Progesteron eine Rolle, auch Enzyme in den Knorpelzellen, die u.a. für das Wachstum notwendig sind, unterstehen seiner Kontrolle.

Vitamin B1, das ebenfalls in den Früchten vorkommt, ist wichtig für den Kohlehydratstoffwechsel. Fehlt es im Körper, kann u.a. zuviel Brenztraubensäure im Stoffwechsel zurückbleiben und besonders im Nervensystem schwere Gesundheitsstörungen verursachen. Beri-Beri ist eine klassische Vitamin B1- Mangelkrankheit. Aber auch sogenannte Zivilisationserkrankungen treten in Zusammenhang mit Vitamin B1-Mangel auf, wie Kurzatmigkeit, Schlaflosigkeit, Verstopfung, Übelkeit oder bei schweren Mangelerscheinungen sogar Persönlichkeitsveränderungen.

Ein weiteres Antioxidans in den Hagebuttenfrüchten ist das Vitamin E. Antioxidantien schützen den Organismus vor freien Radikalen. Wenn wir Vitamin E einnehmen, sollten wir natürliches Vitamin E (Alpha-Form) verwenden, da diese Form die biologisch aktivsten Isomere enthält, die im menschlichen Körper optimal absorbiert werden. Seine regenerierende und regulierende Wirkung auf Hirnanhangdrüse, Kohlehydrat- oder Muskelstoffwechsel, Schleimhäute, Nervensystem, Haarwuchs, Wasserhaushalt oder auf die Geschlechtsorgane, machen dieses Vitamin so unentbehrlich.

Der in Hagebuttenfrüchten enthaltene Wirkstoff Rutin ist für zahlreiche Funktionen im Körper wichtig. Rutin gehört zur Gruppe der Bioflavonoide und war vor Jahren noch als Vitamin P bekannt. Hauptsächlich befindet sich dieser Wirkstoff direkt unter der Schale oder in den Innenhäuten der Früchte, wie bei der weißen Innenhaut der Zitrone. Eigentlich in all den Fruchtbestandteilen, die wir oftmals arglos in den Abfall geben. Rutin ist bekannt dafür, dass es die Gefäßdurchlässigkeit der Kapillaren vermindert und ihre Widerstandskraft erhöht. Blutungsneigungen wie Zahnfleisch- und Nasenbluten, Netzhautblutungen, Ödembereitschaft, Venenschwäche sowie Gefäßbrüchigkeiten lassen sich mit Rutin vermindern.

Mineralstoffe und Co.

Außer dass Hagebutten enorme Vitaminträger sind, enthalten all ihre Zubereitungen auch einen ansehnlichen Mineralstoffgehalt, der zur Hälfte aus Kali besteht, daneben Magnesium, Natrium, Schwefel oder Eisen. Alles liegt überwiegend in Form von Salzen mit basischem Charakter vor. Naturgemäße Säuren, wie sie insgesamt in Früchten vorkommen, sind ausgezeichnete Basenträger. Das kommt in unserer modernen Industriegesellschaft, in der viele Menschen durch fehlerhafte Ernährung, Genußmittel oder Bewegungsmangel an einem Ungleichgewicht im Säure-Basenhaushalt leiden, gerade recht. Die aus dem „Sauersein“ resultierenden gesundheitlichen Störungen beeinträchtigen nicht nur das allgemeine Wohlbefinden, sie können im Laufe der Zeit zu ernsthaften Erkrankungen führen. Die Pflanzensäuren in der Hagebutte liegen in Form von Zitronensäure (3%) sowie Apfelsäure (8%) vor. Sie fördern die Harnausscheidung und vermindern Stein- und Grießbildung.

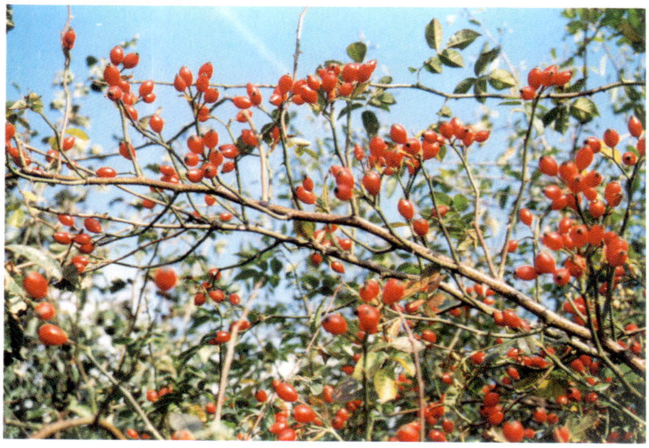

Identifizierte Inhaltsstoffe sind zudem 2,7% Eiweiß oder 0,7% Fett sowie ein beachtlicher Kohlehydratgehalt. Er besteht in Form von Zellstoff, echter Hemizellulose, Pflanzengallerten, etwas Frucht -und Invertzucker.

Hagebuttenkerne enthalten nur wenig Vitamin C, dafür das ätherische Öl Vanillin, etwas Fruchtsäure und fettes Öl.

Bei Erkältungsbeschwerden, Husten, Stein-, Blasen-, Nieren- und Leberleiden kann auch der Kerntee verwendet werden oder man fügt die zerstoßenen Kerne den Hagebuttenschalen bei.

Nebenwirkungen sind bei den Heilmitteln Rose und Hagebutte nicht zu befürchten. Nur in absolut seltenen Fällen kann bei Dauereinnahme der Hagebutten (über mehrere Monate) eine allergische Reaktion auftreten. Nach Absetzen des Tees verschwinden die Symptome sofort wieder.

Geheimtipp Samenöl

Eine Besonderheit unter den Ölen bilden die Samenöle. Sie sind kleine, natürliche Kostbarkeiten, die man schon fast als Geheimtipp bezeichnen kann. Viele Samenöle haben in den vergangenen Jahren von sich Reden gemacht. Außergewöhnlich, wenn auch in ihrer Wirksamkeit spezifisch, sind Grapefruitkern- und Schwarzkümmelöl. Nachtkerzenöl beispielsweise steht schon seit 1917 in wissenschaftlichem Interesse, ebenso interessant und vielleicht noch hochwertiger ist das Borretschsamenöl. Nun steht Sanddornkernöl im Rampenlicht und, ganz zögerlich noch, folgt das Holunderkernöl. All diese Öle verfügen über einen ausgesprochen hohen Gehalt an Linolsäure und Gamma-Linolensäure. Diese essenziellen Fettsäuren sind für den menschlichen Organismus wichtig, da sie die Zellatmung und den Stoffwechsel begünstigen.

Das Öl der Rosa Mosqueta ist eines der kostbaren Samenöle. Es wird hauptsächlich aus den Kernen der chilenischen Wildrose gewonnen, aber auch aus den Samen der Rosa canina, der gewöhnlichen Hundsrose. Durch schonende Kaltpressung erhält man hochwertiges edles Öl, von leicht gelblicher Farbe, das reich an ungesättigten Fettsäuren ist, wie Gamma-Linolensäure oder auch Stearin- und Palmitinsäure. Aufgrund seiner hervorragenden Wirk- und Inhaltstoffe ist es ein außergewöhnliches Ingredienz für Kosmetika und bei unverfälschten Produkten auch ein Nahrungsergänzungsmittel.

Im Herkunftsland Chile werden die heilenden Wirkstoffe dieses Öls (u.a. Vitamin A, B, C, E, Rutin, Flavonoide, Aminosäuren oder Mineralien) sowohl zur Schönheitspflege, wie auch zur Behandlung bei Akne, Dermatosen, Ekzemen, Couperose, Narben als auch zur Wundheilung oder zur Stärkung des Immunsystems genutzt. Rosenöl ist für jeden Hauttyp geeignet, es wird von der Haut optimal aufgenommen, ohne einen störenden Fettfilm zu hinterlassen. Es aktiviert die Regeneration der Haut, bindet Feuchtigkeit, indem es vor Wasserverdunstung schützt, heilt und beruhigt irritierte, schuppige, rissige, trockene und Altershaut.

Das steckt in der Hagebutte

ges. Wirkstoffe	*in 100g frischer Frucht*
Vitamin C ab	**800 mg**
Vitamin B1	**0,100 mg**
Vitamin B2	**0,007 mg**
Vitamin E	**47 mg**
Eiweiß	**2,7 g**
Natrium	**50 mg**
Kalium	**50 mg**
Kalzium	**510 mg**
Magnesium	**120 mg**
Kcal	**102**

Zubereitungen für natürliche Heilmittel mit Hagebutten

Hagebuttenschalentee

Dieser vitaminreiche Tee wird bei Vitaminmangel und wegen seiner harntreibenden Wirkstoffe bei Steinleiden, Rheuma, Nieren- und Blasenleiden, Gicht und allen Erkältungskrankheiten getrunken. Als Bestandteil von Blutreinigungstees findet er ebenso Verwendung.

2-5 g Hagebutten

Zubereitung

Die getrockneten, entkernten Hagebutten mit 1 Tasse kaltem Wasser aufsetzen und 5 Minuten kochen lassen. Anschließend 1 Stunde, am besten in einer Warmhaltekanne, ziehen lassen und durch ein Sieb abgießen.

Dosierung

Täglich 3 Tassen oder mehr.

Hagebutten-Kerntee

Sie können die Hagebutten mit den Kernen zusammen im Backofen, bei leicht geöffneter Tür, trocknen.

Hagebuttentee ist ein schmackhafter, erfrischender Haustee für die ganze Familie.

Zubereitung

1/2 Glas Hagebuttenschalen
1 TL Hagebuttenkerne
3/4 L Wasser
30-40 g Vollrohrzucker

Lassen Sie die Hagebuttenschalen und die härchenfreien Kerne im Wasser einige Stunden vorweichen. Fügen Sie den Zucker hinzu, lassen das Ganze 10 Minuten leicht köcheln und weitere 15 Minuten ziehen, bevor Sie abfiltrieren.

Das ist ein bewährter Vitamintee für Kinder, z.B. bei Keuchhusten und Erkältungen. Auch bei Stein- oder Grießbildung in Nieren und Blase ist der Tee gut geeignet.

Dosierung:

2–3 Tassen täglich, schluckweise trinken.

Kerntee

Die Hagebuttenkerne werden volksmedizinisch gegen Harnsteine, als leichtes Diuretikum und bei Rheuma und Gicht genutzt. Bei Erkältungskrankheiten und Husten können die Kerne dem Hagebuttenschalentee beigefügt werden. Der Kerntee schmeckt leicht nach Vanille.

Zubereitung

2 TL Hagebuttenkerne

Übergießen Sie die zerstoßenen Kerne mit 1 Tasse kaltem Wasser, lassen Sie das Ganze 10 Minuten leicht sieden und filtrieren dann ab. (evtl. verdunstetes Wasser können Sie wieder nachgießen.)

Dosierung

Trinken Sie davon 3 Tassen am Tag

Vitamine

Hinweis

Nutzen Sie die Fruchtreife im Herbst und naschen Sie drei Wochen lang täglich von den frischen Hagebutten. Damit versorgen Sie Ihren Körper mit einem kräftigen Vitamin C-Stoß und beugen besonders in der Erkältungszeit Anfälligkeit vor und stärken Ihr Immunsystem. Vom Strauch gepflückte Hagebutten (mit Kernen gegessen) sollen auch den Bandwurm abtreiben.

Dosierung:

Wenigstens 3 entkernte Hagebutten pro Tag.

Heilwirkung der Rose

(Rosa Gallicia und viele Kulturformen)

Nicht nur die Frucht der Rose hat eine heilende Wirkung. Den Rosenblüten und -blättern spricht man seit Jahrhunderten positive Wirksamkeiten auf Körper, Geist und Seele zu.

Bei geschwollenen, gereizten Augen, hervorgerufen durch langes Arbeiten am Computer, künstliche Beleuchtung oder andere Umwelteinflüsse, können aufgelegte, frische Rosenblätter kühlend und abschwellend wirken. Die hl. Hildegard von Bingen (1098-1179) beschreibt das in ihrer Physika: (Causae et Curae): *„Sammle die Rosenblätter bei Tagesanbruch und lege sie über die Augen, sie machen dieselben klar und ziehen das Trieffen heraus"*.

Ebenso empfiehlt die hl. Hildegard die Rose bei Hautunreinheiten wie Akne, Pickel, Mitesser und leichten Geschwüren. (Siehe Kapitel Kosmetik.)

Rosenknospentee wirkt leicht abführend, stärkend, belebend und anregend auf die Gallen-, Leber- und Nierenfunktion. Sie steht auch mit dem Herzen in Verbindung und kann besonders bei psychisch bedingten Herzbeschwerden helfen. Bisweilen genügt es, die Herzgegend täglich mit etwas Rosenwasser einzureiben oder den Duft eines ätherischen Rosenöls einzuatmen, damit der Energiefluss wieder frei wird und sich seelisch bedingte Blockaden lösen können.

Rosensaft wird aus duftenden Rosenblüten hergestellt. Er empfiehlt sich besonders bei körperlicher und geistiger Erschöpfung, zehrenden Krankheiten, Stimmungsschwankungen oder zur Stärkung der Nerven.

Die Rose in der Hausapotheke

- Frische, zerstoßene Rosenblätter, zwischen Nabel und Herzgrübchen aufgelegt, stärken den Magen bei Aufstoßen und Erbrechen.
- Frische Rosenblätter, in Schmalz aufgekocht, fanden als Haarwuchsmittel Verwendung.
- Rosenhonig diente zur allgemeinen Stärkung bei Gallenbeschwerden und gegen Fieber. Hierfür wurden einige Rosenknospen in wenig Wasser aufgekocht, ausgedrückt und unter den Honig gerührt.
- Zerriebene Rosenblätter wurden mit Honig gemischt und bei Lungen- und Leberleiden empfohlen.
- Rote Rosenknospen wurden getrocknet und kurz in Wein aufgekocht. Innerlich wurde Rosenwein bei Magen-Darmbeschwerden, Kopfschmerzen, Au-

gen-, Ohren- und Herzerkrankungen und zum Gurgeln bei Mundentzündungen angewandt. Dazu heißt es in alten Schriften: „mit einem Federlein angestrichen ist der Saft dienstlich bei den Wehtagen des Hauptes und der Augen“.

- Rosenblütenzucker sollte den Magen stärken und wurde früher bei Leberbeschwerden, Fieber und Schwindsucht geraten. Für die Herstellung wurden Rosenblüten mit Zucker bedeckt in ein Schraubglas gegeben.
- Getrocknete, zu Pulver zerstoßene Rosenblüten wurden auf Wunden gelegt.

Zubereitungen für natürliche Heilmittel mit Rosenblüten

Rosenblütentee

Die im Juni/Juli schonend getrockneten Blütenknospen wirken leicht abführend, stärkend und krampflösend.

5 g Rosenblütenblätter

Zubereitung

Übergießen Sie die Rosenblüten mit 1 Tasse kochendem Wasser und lassen diese noch 10 Minuten abgedeckt ziehen.

Dosierung

Trinken Sie 2 Tassen am Tag, am besten als Kur.

Rosenhonig

80 g duftende Rosenblütenblätter

100 g Honig

Zubereitung

Die frischen Rosenblütenblätter mit etwas kochendem Wasser übergießen und einen Tag lang ziehen lassen. Anschließend filtern.

Honig hinzufügen und das Ganze auf kleinster Flamme langsam einkochen, bis die Masse dicklich wird.

Dosierung

Bei Angina, Zahnfleisch- oder Mundentzündungen, und zur allgemeinen Rekonvaleszenz können Sie den Rosenhonig täglich einnehmen.

Tipp

Zum Gurgeln: Bei Zahnfleisch- oder Mundentzündungen geben Sie etwas Rosenhonig in ein Glas lauwarmes Wasser.

Rosenwasser

Das Rosenwasser eignet sich als Haut- oder Gesichtstonikum, aber auch zur Einnahme, besonders für den durch Krankheit geschwächten oder überarbeiteten Menschen. Leider ist es nicht lange haltbar, bevorraten Sie sich höchstens für 2-3 Tage und bewahren Sie das Rosenwasser im Kühlschrank auf.

4 Handvoll Rosenblütenblätter

Wasser

Zubereitung

Nehmen Sie zuerst nur 2 Handvoll Rosenblütenblätter die Sie mit 1/4 L kochendem destilliertem Wasser übergießen. Lassen Sie das Ganze 2 Tage zugedeckt ziehen, filtern dann ab und pressen die Rückstände aus. Danach übergießen Sie mit dem gewonnenen Rosenwasser die verbliebenen 2 Handvoll Rosenblütenblätter und lassen alles erneut 2 Tage ziehen. Anschließend filtern Sie und füllen in Fläschchen ab.

Dosierung

Für die Einnahme werden vor den Mahlzeiten 1-2 EL empfohlen.

Tipp

Das Rosenwasser lässt sich auch wunderbar zur Verfeinerung von Marzipan, Desserts u.a. verwenden. Hierzu können Sie auch eingefrorenes Rosenwasser nehmen.

Rosenessig

Rosenblüten

Obstessig

Zubereitung

Rote Rosenblüten (den weißen, bitterschmeckenden Rand abschneiden) mit Obstessig biologischer Herstellung übergießen. Nach 10 Tagen drücken Sie die Rosenblüten aus und geben frische Rosenblüten in den Essig. Diesen Ansatz lassen Sie wieder einige Tage stehen und filtern dann ab.
Rosenessig, den Sie mit etwas Honig in einem Glas Wasser vermengen, kann zur Kräftigung und Regeneration des gesamten Organismus beitragen.

Dosierung:

Täglich 1-2 EL auf ein Glas Wasser

Rosensaft

Der Rosensaft wirkt allgemein regenerierend, als herz- oder nervenstärkender Trank sowie als Fiebertonikum. Bewahren Sie den Saft im Kühlschrank auf.

4 Handvoll Rosenblüten
1 TL Weinsteinsäure
1/2 L Wasser

Zubereitung

Rosenblüten mit Weinsteinsäure bestreuen und mit kochendem Wasser übergießen.
Anschließend 48 Stunden ziehen lassen, dann filtern. Nun 2 gehäufte EL Jaggery oder Vollrohrzucker hinzufügen und umrühren.

Dosierung:

Nehmen Sie vor den Mahlzeiten ein kleines Schnapsgläschen.

Rosensaft

Die Herstellung ist etwas Zeit aufwendig, er soll jedoch auf Galle, Leber und Nieren regenerierend und anregend wirken und auch das Herz und die Nerven stärken.

Rosenblüten
Süßungsmittel

Zubereitung

Nehmen Sie frische Rosenblätter, die Sie in ein weithalsiges Gefäß geben und mit der dreifachen Menge kochendem Wasser übergießen. Lassen Sie das Ganze abgedeckt 12 Stunden ziehen. Anschließend die Blütenblätter ausdrücken und den gewonnenen Saft erhitzen, um ihn erneut über frisch gepflückte Rosenblätter zu gießen. Insgesamt wiederholen Sie den Vorgang drei Mal.
Dann fügen Sie der halben Menge des abgemessenen Saftes ein Süßungsmittel (z.B. Vollrohrzucker) hinzu und lassen das Ganze noch einmal aufkochen. Der konzentrierte Rosensaft ist nun fertig und kann in mehrere kleine Flaschen abgefüllt werden.

Dosierung

Von dem Rosensaft nehmen Sie täglich 2-3 TL

Wildrosentinktur

Die Tinktur eignet sich sehr gut zum Gurgeln, als Mundwasser und bei Zahnfleischentzündungen. Geben Sie hierzu einige Tropfen in ein Glas lauwarmes Wasser. Zur inneren Einnahme dient die Tinktur als herz- und nervenstärkendes Tonikum.

Frische Wildrosenblüten

Weingeist 70%, aus der Apotheke

Zubereitung

Übergießen Sie die Wildrosenblüten in einem weithalsigen Glas mit dem Alkohol, so dass alle Blütenblättchen bedeckt sind.
Lassen Sie das Ganze bei gelegentlichem Schütteln 14 Tage sonnig stehen, filtern dann ab und pressen die Blüten aus. In dunklen Flaschen ist die Tinktur monatelang haltbar. Versehen Sie das Fläschchen mit einem Abfülldatum.

Dosierung

Geben Sie 10-20 Tropfen in etwas Wasser und trinken davon vor dem Essen, als Kur.

Blütenblätterauflage

Für äußerliche Anwendungen können Sie ein dünnes Baumwolltuch als Kompresse verwenden, das Sie in den leicht abgekühlten Blütensud eintauchen und anschießend wieder auswringen. Das lindert Brandwunden, wirkt abschwellend, wundheilend, entkrampfend und tut geschwollenen Augen gut. Bei Kopfschmerzen können Sie die Kompresse auf die Stirn und Schläfen legen, bei Menstruationsbeschwerden auf den Unterleib und bei Herzschmerzen im Bereich des Herzens.

50 g Rosenblütenblätter

1 L Wasser

Zubereitung

Übergießen Sie die Rosenblüten mit kochendem Wasser und lassen das Ganze 10 Minuten ziehen.

Massageöl

Das Massageöl hat äußerst Haut pflegende sowie kühlende Eigenschaften, es senkt leichtes Fieber und dient der allgemeinen Kräftigung. Auch bei Klimakteriumsbeschwerden und Stimmungstiefs wirken die Inhaltsstoffe der Rose harmonisierend und aufrichtend.

Zubereitung

Erhitzen Sie ein gutes Öl wie Olivenöl oder Mandelöl und geben die Rosenblüten (wieder den weißen Rand abschneiden) hinein. Lassen Sie dieses Öl ca. 50 Tage an der Sonne, vielleicht auf dem Fensterbrett stehen, und filtrieren dann ab.

Mandelöl oder anderes Öl

Rosenblüten

Tipp

Sie können nach dem Filtern auch noch 2-3 Tropfen ätherisches Öl Rose hinzufügen.

Heilkräutertees für alle Fälle

Nach einer längerfristigen Einnahme eines bestimmten Heilpflanzentees ist es oft sinnvoll, den Tee einmal zu wechseln oder mit anderen harmonisierenden Pflanzen zu kombinieren. Dieses Vorgehen soll den erkrankten Organismus erneut zur Heilung anregen und seine Selbstheilungskräfte aktivieren. Heilteemischungen dienen auch dazu, dem Körper bei unterschiedlichen Krankheitssymptomen gleichzeitig beizustehen. Jeder Heiltee bedarf einer ganz spezifischen Zusammenstellung von Kräutern. Das geschieht nicht willkürlich, sondern erfordert fundiertes Fachwissen wie auch eine hervorragend qualitative Kräuterauswahl.

- Wenn Ihr Arzt keine Einwände hat, können Sie die hier vorgestellten Tees ergänzend zur klassisch medizinischen Therapie gebrauchen oder bei leichten Beschwerden auch in Eigentherapie anwenden. Sie sind in der Praxis seit Jahrhunderten bewährt.
- Bei chronischen Beschwerden oder ernsthaften Erkrankungen sollten Sie beachten, dass Sie Ihre Beschwerden genau erkennen und aufschlüsseln, um die entsprechende Kräutermischung zusammenstellen zu können. Obschon man selbst seinen Körper am besten kennt, besteht doch die Gefahr, dass man als Laie nicht die wahren Hintergründe eines Symptoms, die tatsächliche Ursache erfasst. Dann kann es geschehen, dass zwar die oberflächlich auftretenden Beschwerden abklingen, doch der Krankheitsherd im Verborgenen weiter wirkt.

- Beschwerden, die nach wenigen Tagen nicht eindeutig abklingen, bedürfen auf jeden Fall ärztlicher Kontrolle.

Hinweis

Es gibt viele Ärzte für Naturheilkunde, an die Sie sich wenden können und die Ihnen spezifisch für Ihre Erkrankung zusammengestellte Tees empfehlen können.

Erkältungstee

Bei einer Erkältung handelt es sich um katarrhalische Infekte der oberen Luftwege (Nase und Rachen). Meistens sind mikroskopisch kleine Viren die Übeltäter, die sich rasch im Organismus vermehren. Schlechtes Allgemeinbefinden, Appetitlosigkeit, Husten, Schnupfen, Hals- und Kopfweh und auch Fieber können unangenehme Begleitsymptome sein. Mit Heiltees können Sie dazu beitragen, die körpereigene Abwehr zu stärken und das Immunsystem zu aktivieren. Lindenblüten, die schweißtreibend wirken, unterstützen den Organismus, um die Ausscheidung der Krankheitserreger über die Haut voranzutreiben. Statt Lindenblüten oder auch zusätzlich könnten Sie den Hagebutten noch Holunderblüten hinzufügen. Der Hagebutten-/Lindenblütentee ist auch sehr gut für Kinder geeignet.

25 g Hagebutten samt Kernen
25 g Lindenblüten

Zubereitung

Übergießen Sie 1 EL dieser Mischung mit 1/4 L kaltem Wasser, erhitzen dann und lassen das Ganze 5 Minuten leicht köcheln.
Anschließend seihen Sie ab und versehen den Tee mit Honig oder Zitronensaft.

Dosierung

Trinken Sie 2-3 x täglich eine Tasse Tee.

Kindertee

Es kommt immer häufiger vor, dass Kinder den Anforderungen der Schule nicht mehr gewachsen sind, dass sie nervös, unkonzentriert und gereizt sind oder nachts schlecht schlafen können. Sicher kommen für diese Beschwerden zahlreiche Therapien in Betracht, auf die wir an dieser Stelle nicht eingehen können. Aber wenn keine organischen Störungen vorliegen, können Tees mit der Vitamin C haltigen Hagebutte und Kräutern mit beruhigenden Inhaltsstoffen erheblich zur Besserung des Befindens beitragen.

15 g Hagebutte
15 g Hopfen
15 g Johanniskraut
15 g Melisse
15 g Orangenblüten

Zubereitung

Von dieser Teemischung nehmen Sie zwei TL, die Sie mit 1/4 L kochendheißem Wasser übergießen.
Lassen Sie den Tee 15 Minuten ziehen und filtrieren dann ab.

Dosierung

Verabreichen Sie den Tee 1 x morgens zum Frühstück und 1x zum Abendbrot.

Ohrenschmerzen

Wie die anderen Sinnesorgane, so ist auch das Ohr äußerst schmerzempfindlich. Die Beschwerden am Ohr können von Ohrensausen bis zur Schwerhörigkeit reichen. Gefährlich werden Ohrerkrankungen, die mit Entzündungen einhergehen und vom Mittelohr auf das Innenohr übergehen. Bei Ohrenschmerzen haben sich Therapien mit Kräuter- und Heiltees immer ausgezeichnet. Als Ersthilfemaßnahme können Sie Ohrenschmerzen lindern, indem Sie Kamille- oder Holunderblüten in einem Stoffbeutelchen trocken erwärmen (z.B. über einem Toaster) und auf das betroffene Ohr legen. Außerdem stehen Ihnen eine große Anzahl Heilkräuterteemischungen zur Verfügung, die entzündungswidrig sind, beruhigen und entkrampfen.

25 g Hagebutte
25 g Pfefferminze
25 g Spitzwegerich
25 g Kamille

Zubereitung

Übergießen Sie einen EL der Teemischung mit 1/4 L kochendheißem Wasser. Einige Minuten ziehen lassen, dann abfiltrieren.

Dosierung

Trinken Sie mehrmals täglich von dem Tee.

Harngriess

Harngrieß kann eine Vorstufe von Blasen-, Nieren- oder Harnleitersteinen sein. Hervorgerufen durch Calciumoxalat oder Urat und Zystin, können sie kleine sandkörnchenartige oder scharfkantige, große Steine bilden. Große, kantige Steine können die Innenwände der Nieren verletzen und starke kolikartige Schmerzen verursachen. In schlimmen Fällen sollten Sie sich unbedingt von einem Urologen untersuchen lassen. Doch die meisten Steine sind klein, eben grießartig und lassen sich mit einer Hagebutten-Teekur gut ausleiten.

30 g Hagebutten-schalen
20 g Goldrutenkraut
20 g Vogelknöterich
20 g Krappwurzel
20 g Lindensplittholz

Zubereitung

Übergießen Sie einen TL der Teemischung mit 1 Tasse kochend heißem Wasser. 5 Minuten ziehen lassen, dann abfiltrieren.

Dosierung

Trinken Sie den Tee als Kur, jeweils in kleinen Schlucken 3 x täglich ungesüßt nach dem Essen.

Unabhängig von dem Tee sollten Sie bei Grießbildung viel trinken. Empfohlen werden: 1 1/2 Liter pro Tag.

Rheuma

Gelenkrheuma geht meist mit heißen, schmerzhaften Schwellungen und Rötungen an den Gelenken einher. Bevorzugt erkranken die Knie-, Ellenbogen-, Fuß- und Handgelenke, es können aber auch die Schultern, Hüften oder die Finger befallen werden. Ohne Behandlung kann sich das Krankheitsbild ausweiten, was zu Herzbeschwerden, Herzmuskelentzündung, Verdauungsstörungen, neurologischen Störungen, begleitet von Fieber, führen kann. Gelenkentzündungen können ihre

Ursachen in Tuberkulose, Lues, Herdinfektionen (entzündete Mandeln, Zähne) haben. Weitere Ursachen sind Ernährungssünden, wobei der Organismus zuviel Harnsäure bildet. Der Patient sollte sich bewusst gesund ernähren und dem Körper viele Vitamine und Mineralien zuführen. Ebenso ist für eine gute Nieren-, Leber- und Darmfunktion zu sorgen. Zur Entgiftung und Ausscheidung stehen in der Naturheilkunde zahlreiche Präparate zur Verfügung. Am besten beraten Sie sich bei einem Homöopathen oder Heilpraktiker. In der Drogerie erhalten Sie Lithium- Mineralsalze, die sich, kurmäßig eingenommen, ebenfalls zur Ausscheidung toxischer Stoffe eignen.

15 g Hagebutte
15 g Kamille
15 g Weidenrinde
15 g Pfefferminze
15 g Birke
15 g Löwenzahn
15 g Schachtelhalm
15 g Sennes

Zubereitung

Übergießen Sie einen TL der Teemischung mit 1/4 L kochend heißem Wasser. 10 Minuten ziehen lassen, dann abfiltrieren.

Dosierung

Trinken Sie den Tee 1-2 x täglich.

Blutreinigung

Blutreinigung ist eigentlich ein weitreichender Begriff aus dem Volksmund. Hieraus resultiert die sogenannte Frühjahrskur, die zur Ausscheidung von Schlacken oder Stoffwechselgiften dient und die Abwehr und Widerstandsfähigkeit des Organismus belebt und stärkt. Dadurch lassen sich gesundheitliche Störungen wie Müdigkeit, Abgeschlagenheit, Unlust oder Antriebsschwäche, Blässe, Kreislaufstörungen, zunehmende Leistungstiefs oder Konzentrationsmangel regulieren. Vornehmlich dienen Kräutertees, Presssäfte und Diäten oder Fastenkuren diesem Zweck.

10 g Alantwurzel
30 g Hagebutten
15 g Klettenwurzel
10 g Süßholzwurzel
15 g Wacholderbeeren
30 g Wacholderholz
10 g Zinnkraut

Zubereitung

Übergießen Sie einen EL der Teemischung mit 1/4 L kaltem Wasser. Erhitzen Sie alles und lassen das Ganze 10 Minuten leicht köcheln, anschließend abfiltrieren.

Dosierung

Zur Frühjahrskur trinken Sie täglich 1-2 Tassen davon in kleinen Schlucken über den Tag verteilt, oder je morgens und abends eine Tasse.

Hinweis

Wegen des Wacholderzusatzes bei akuten Nierenentzündungen nicht anwenden! In der Schwangerschaft nur mit Rücksprache des Arztes!

Krampfadern

Bei Krampfadern handelt es sich um eine Bindegewebsschwäche, bzw. eine Venenerschlaffung. Das bedeutet, dass das Blut in den Venen nicht mehr richtig zum Herzen zurückfließt, sondern sich in den Beinen staut. Eigentlich ist der Begriff Krampfader nicht ganz verständlich gewählt, denn es handelt sich ja nicht um Krämpfe im gebräuchlichen Sinne. Krampfader leitet sich von dem Wort „Krumpader" ab, was soviel wie krumme geschlängelte Ader heißt. Erbliche Veranlagungen oder Fettsucht, Schwangerschaften, wie auch eine sitzende Lebensweise, begünstigen die Entstehung von Krampfadern. Rosskastanienextrakte, beispielsweise als Salbe zur äußerlichen Anwendung, haben sich bei Venenschwäche besonders gut ausgezeichnet. Auch Teekuren mit Schachtelhalm (Zinnkraut) sind sehr hilfreich, um mit dem enthaltenen Inhaltstoff Silizium (Kieselsäure) das Bindegewebe zu stärken. Weißdorntee kann zusätzlich die Pumpfunktion des Herzens unterstützen und sollte auch immer als Kur angewendet werden.

20 g Schachtelhalm
20 g Tausendgüldenkraut
20 g Holunderblüten
10 g Hagebutten
15 g Eberwurz
20 g Arnika

Zubereitung

Übergießen Sie einen EL der Teemischung mit 1 Tasse kochend heißem Wasser. 10 Minuten ziehen lassen, dann abfiltrieren.

Tipp

Den Tee können Sie für Umschläge verwenden und auf die betroffenen Körperpartien auflegen.

Nierenentzündung

Nierenentzündungen entstehen meist durch das Eintreten von Bakterien in die Harnwege und äußern sich mit Fieberschüben, Schüttelfrost, Kopfweh, Rückenschmerzen und Abgeschlagenheit. Die betroffene Nierenseite ist oft klopf- und druckempfindlich. Frauen sind schon aufgrund ihrer Anatomie häufiger als Männer betroffen und sollten bei den ersten Anzeichen wenigstens eine Urinuntersuchung veranlassen. Dabei kann anhand des Eiweißverlustes festgestellt werden, ob eine Nierenentzündung vorliegt. Um schwerwiegende Komplikationen zu vermeiden, muss sie in jedem Fall gründlich behandelt werden. Da man während der Behandlung viel Flüssigkeit braucht, um die Krankheitskeime schnellstmöglich auszuleiten, bieten sich Teekuren an, z.B. mit Goldrute, Bärentraube oder Kamille, aber auch harntreibender Liebstöckel ist empfehlenswert.

50 g Hagebutten
20 g Liebstöckelwurzel
20 g Paraguaytee
20 g Pfefferminze

Zubereitung

Übergießen Sie einen EL der Teemischung mit 1/4 L kochend heißem Wasser. 10 Minuten ziehen lassen, dann abfiltrieren.

Dosierung

Trinken Sie 2 x täglich eine Tasse.

Blasensteine

Die menschliche Harnblase ist ein Hohlorgan, bestehend aus Muskelfasern, ausgekleidet mit Schleimhäuten. Normalerweise kann die Blase 3/4 Liter Flüssigkeit aufnehmen. Jeder, der schon einmal eine Blasenentzündung hatte, kennt das Gefühl, ständig Urin lassen zu müssen, auch wenn die Blase gar nicht mit Flüssigkeit gefüllt ist. Bakterien, Erkältungen, Zugluft, Verengungen der Harnröhre, Entzündungen, auch von benachbarten Organen, oder aber Blasensteine können daran beteiligt sein.

Zubereitung

Übergießen Sie einen EL der Teemischung mit 1 Tasse kaltem Wasser und kochen dann kurz auf. 10 Minuten ziehen lassen, dann abfiltrieren.

Dosierung

Trinken Sie morgens 2 Tassen Tee.

20 g Hagebutten
15 g Holunderblüten
15 g Lindenblüten
100 g Rosengalle (Semen cynosbati)
10 g Zinnkraut

Schuppenflechte

Schuppenflechte stellt weitaus mehr dar als einen unangenehmen Schönheitsfehler. Sofern die Krankheit unbehandelt bleibt, können daraus ernsthafte Folgeerkrankungen resultieren, die bis zur Verstümmelung und/oder Versteifung der Gelenke einhergehen. Die Ursachen sind noch nicht eindeutig erforscht, begünstigend wirken sich jedoch Fehl- oder Überernährung, psychische Störungen und unbekannte Stoffwechselstörungen aus.

Zubereitung

Die Kräuter mit wenig Wasser zu einem steifen Brei anrühren und ca. 20 Minuten quellen lassen. Die Hagebutten sollten zuvor noch mit dem Pürierstab zerkleinert werden.

Dosierung

Der Brei eignet sich als Umschlag für mehrere Anwendungen am Tag. Legen Sie ihn zum Gebrauch mittels eines Baumwolltuches auf die betroffenen Körperstellen und lassen das Ganze so lange wie möglich einwirken.

20 g Hagebutten
20 g Haferstroh
10 g Holunderblüten
10 g Johanniskraut
40 g Leinsamen

Sodbrennen

Sodbrennen wird meist hinter dem Brustbein gespürt und reicht manchmal über die Speiseröhre bis zum Zungengrund hinauf. Dafür ist nicht nur die natürliche Magensalzsäure sondern auch eine Reihe anderer Säuren verantwortlich. Ist zuviel Magensäure vorhanden, äußert sich das oft durch saures Aufstoßen oder macht sich durch Sodbrennen bemerkbar. Die Ursache kann ein Magengeschwür oder Magenkatarr sein, was sich oft in Appetitlosigkeit, Druckgefühl im Oberbauch oder Verstopfung äußert. Häufiger hängt Sodbrennen mit der Bildung von Essig- oder Milchsäure wie auch Propionsäure zusammen, die aus fetten und zu reichhaltigen Speisen als auch zuviel Süßigkeiten und Nikotin- oder Alkoholgenuss hervorgerufen wird.

20 g Rosenblütenblätter
20 g Eberwurz
30 g Eichenrinde
10 g Pimpernellwurzel
30 g Salbeiblätter
20 g Süßholzwurzel
20 g Tausendgüldenkraut

Zubereitung

Übergießen Sie einen EL der Teemischung mit 1/4 L kaltem Wasser, einmal aufkochen, 10 Minuten leicht sieden lassen, dann abfiltrieren.

Dosierung:

Trinken Sie davon 3 x täglich eine halbe Tasse kalt bzw. zimmerwarm.

Natürliche Küche

Ohne Süße wäre das Leben nur halb so schön. Obschon Zucker oft umstritten ist, ganz verteufeln können wir ihn nicht. Zucker sorgt beispielsweise im Gehirn für den Glücksbotenstoff Serotonin. Andererseits wird Zucker für allerlei Krankheiten verantwortlich gemacht. Neben Übergewicht und Karies soll erhöhter Zuckerkonsum auch in Zusammenhang mit Gicht, Arterienverkalkung, Azidose, Candida Pilz oder Diabetes stehen.

In der Vollwerternährung wird mit Süßungsmitteln eher sparsam umgegangen und nicht nur auf Quantität, sondern auch auf Qualität geachtet. Möglichkeiten, um auf raffinierten Weißzucker zu verzichten, gibt es viele, was nicht bedeutet, dass man in Zukunft ein freudloses Dasein fürchten muss.

Die meisten Rezepte in diesem Buch entstammen alten Überlieferungen und sind recht üppig gezuckert und mit Gelierzucker 1:1 hergestellt. Wenn Sie lieber Zucker Ihrer Wahl verwenden oder Geliermittel aus dem Bioladen nehmen, müssen Sie etwas experimentieren. Einige Alternativen werde ich hier vorstellen.

Süßen ohne Reue

Agavendicksaft bildet sich im Blütenschaft der Agavenpflanze, von der es etwa 300 Arten gibt. Beim Einritzen der Sprosse fließt der dickflüssige, goldgelbe Saft aus und wird in großen Gefäßen gesammelt. Noch relativ unbekannt ist der aus mexikanischem Anbau stammende dunkle Agavensirup „Blue Agave“. Er weist einen hohen Anteil an Mineralien wie Eisen, Calcium, Magnesium oder Kalium auf. Da der Agavensirup eine höhere Süßkraft als industriell hergestellter Zucker aufweist, muss das in den Rezepten berücksichtigt werden.

Ahornsirup wird aus dem Saft des kanadischen Zucker-Ahornbaumes gewonnen. Es gibt unterschiedliche Qualitäten, die von AA, A, B, C oder D reichen. Die gängigsten Sorten sind A und C, wobei die Sorte A durch ihre hellere Farbe und milderen Geschmack die besseren Qualitätsmerkmale aufweist. Grad C hat eine dunkle Färbung und einen kräftigen, würzigen Eigengeschmack, der nicht immer erwünscht ist. Besonders wenn größere Mengen gebraucht werden, z.B. bei Marmeladen, wird eventuell der Grundgeschmack der verwendeten Zutaten überlagert. Auch Ahornsirup hat eine höhere Süßkraft als industriell hergestellter Zucker.

Bei **Apfel-Birnendicksaft** handelt es sich um konzentrierte Fruchtsäfte, deren Volumen durch Wasserentzug um mindestens die Hälfte reduziert wird. Die natürlichen Aromastoffe bleiben erhalten, seine Süßkraft ist leicht geringer als Honig.

Honig eignet sich besonders gut für kalt hergestellte Süßspeisen. Erhitzt verliert er nicht nur seine wertvollen Inhaltsstoffe, sie können sich auch leicht toxisch umkehren.

Rohr-, Rohrohr-, Vollrohrzucker? Nein, das ist nicht dasselbe und führt immer wieder zu Verwirrungen. Bei Rohrzucker (Saccharose) handelt es sich schlichtweg um raffinierten Haushaltszucker. Rohrohr- und Vollrohrzucker werden aus Zuckerrohr gewonnen. Rohrohrzucker ist eingedickter und geklärter Zuckerrohrsaft, der im Gegensatz zu normalem Kristallzucker noch geringe Anteile an Mineralstoffen enthält. Vollrohrzucker ist der natürlichste, braune Zucker. Um bei Speisen/Marmeladen bestimmte Konsistenzen zu erhalten, sind feste Zucker oft besser geeignet als flüssige Süßungsmittel.

Jaggery ist ein Süßungsmittel, das aus eingekochtem Zuckerrohrsaft hergestellt wird. Im Ayurveda spricht man Jaggery, in dem noch alle natürlichen Bestandteile wie Mineralien und Vitamine, sogar der Vitamin B-Komplex, enthalten sind, auch heilende Eigenschaften zu. Fragen Sie in asiatischen Lebensmittelgeschäften nach.

Gur wird wie Jaggery im Ayurveda als Heilmittel geschätzt. Gur wird aus dem eingekochten Saft verschiedener Palmenarten gewonnen.

Natürliche Geliermittel

Sie wissen, herkömmliche Gelatine wird aus tierischen Rohstoffen gewonnen, die zunehmend in Verruf geraten. Natürliche Quell- und Bindemittel sind beispielsweise Apfelpektin, Guarkernmehl oder Agar-Agar.

Apfelpektin eignet sich hervorragend zur Marmeladenherstellung, selbst bei reduzierter Zuckermenge. Hergestellt wird es aus Apfeltrester, Zuckerrübenschnitzel oder Zitrusfrüchten. Pektine sind langkettige Kohlenstoffverbindungen, die in den Zellwänden von Äpfeln und Zitronen vorkommen. Sie binden Wasser und sorgen so für das Eindicken und Gelieren der Früchte.

Medizinisch gesehen sind Pektine ebenfalls von Bedeutung, vor allem seit bekannt ist, dass sie den Cholesterinspiegel senken. Apfelpektine haben zudem die Eigenschaft, dass sie im Darm aufquellen und dabei übermäßige Flüssigkeitsmengen binden. Dabei absorbieren sie toxische Stoffwechselprodukte, auch Giftstoffe wie Quecksilber oder Blei, die dann durch eine schnelle Darmpassage entfernt werden.

Produkte wie Apfelpektin mit Zitronensäure und Fruchtzucker, 100% Apfelpektin oder Apfelpektin mit Kartoffelstärke und Zitronensäure variieren in der Gebrauchsmenge. Richten Sie sich immer nach der Produktbeschreibung. Grob dargestellt, werden Sie etwa 15-20 g Pektinerzeugnis auf 1 kg Früchte oder auf 700 ml Saft plus 300 ml Dicksaft brauchen.

Guarkernmehl ist ein natürlicher Ballaststoff, der durch das Vermahlen des Samens des tropischen Guarstrauches gewonnen wird. Es wird sowohl für kalte als auch für heiße Speisen gebraucht und kann als natürlicher Ersatz zum Binden für Soßen, Dipps, Suppen, Desserts oder Fruchtmus sowie Kaltschalen verwendet werden. Zu bedenken ist, dass der Anteil an Guarkernmehl sollte pro kg verzehrfertigem Erzeugnis nicht mehr als 20% betragen sollte. Damit wird gewährleistet, dass durch den Quellprozess nur die Speise, nicht aber die Körperflüssigkeit gebunden wird.

1/2 gestrichener TL (1g) Guarkernmehl reicht beispielsweise zum Binden von 200 ml Kaltschale.

Agar-Agar wird aus Meeresalgen, der Rotalge, gewonnen. Es kann in allen Rezepten, wie zuckerreduzierten Gelees, Konfitüren, Cremes u.s.w., anstelle von herkömmlicher Gelatine zum Andicken verwendet werden. Agar-Agar hat etwa die 5-6-fache Gelierkraft wie herkömmliche Gelatine. Beachten müssen Sie auch, dass sich Agar-Agar nur in heißer Flüssigkeit auflöst. Für die Einmachzeit kann man sich getrost einen Vorrat vorkochen und in einem Marmeladenglas im Kühlschrank aufbewahren. Das bietet sich auch an, wenn Agar-Agar für Quarkspeisen oder andere nicht erhitzte Speisen zum Binden gebraucht werden soll. Bei Agar-Agar ist es auch kein Problem, die Speisen, die auf Anhieb nicht die gewünschte Konsistenz bekommen haben, erneut zu erhitzen, um sie mit einer weiteren Gabe des Mittels ein zweites Mal aufzukochen. Zu bedenken ist, dass der Anteil an Agar-Agar pro kg verzehrfertigem Erzeugnis nicht mehr als 20 g betragen sollte. Damit wird gewährleistet, dass durch den Quellprozess nur die Speise, nicht aber die Körperflüssigkeit gebunden wird.

Rechnen Sie auf 1/4 gestrichenen TL Agar-Agar 200 ml Flüssigkeit oder 1 leicht gehäufter TL (ca. 5 g) für 750 ml Flüssigkeit oder Fruchtbrei. Für Konfitüre reicht meist 1 TL Agar-Agar auf 500 g Frucht.

Gesunde Ernährung, aber wie?

Es gibt unzählige Ernährungsformen: die Trenn-, Vollwert-, vegetarische Kost, die 5 Elementeernährung, die Blutgruppenernährung und viele mehr. Jede Kultur, sogar jede Region, hat ihre eigenen Vorstellungen, Patentrezepte gibt es nicht. Letztendlich ist der gesunde Menschenverstand gefragt, denn je nach Konstitutionstyp und individueller Lebensphilosophie sind die Bedürfnisse und Vorstellungen sehr unterschiedlich. Wir müssen lernen unseren Körper zu beobachten, um seine Ansprüche zu erkennen, dann wissen wir, ob die dritte Pizza in einer Woche genug ist, oder ob es an der Zeit ist, den Körper mit nährstoffreicheren Lebensmitteln zu versorgen. Lassen Sie sich inspirieren von den Hagebutten und Rosenköstlichkeiten, die uns aus natürlichen Quellen zur Verfügung stehen.

„Man darf annehmen, dass alles, was die Erde hervorbringt, uns vom Schöpfer in der schuldlosesten Form geboten ist; und wer die größte Sorge trägt, dass es unverändert bleibt, gewinnt auch den größten Vorteil.“ *Sebastian Kneipp*

Rezeptideen mit Hagebutten

Hagebuttenmark, roh

Hagebutten, Menge nach Bedarf

Zubereitung

Geben Sie die entkernten Hagebutten in ein Gefäß mit einer großen Öffnung und bedecken sie diese mit Wasser oder auch mit Weißwein. Lassen Sie das Ganze in einem dunklen, kühlen Raum (Keller) bei gelegentlichem Umrühren oder Schütteln 4-5 Tage durchziehen. Nun sollten die Früchte weich genug sein, um sie durch ein Sieb zu passieren.

Tipp

Sie können die Hagebutten auch mit Kernen und etwas Vollrohrzucker einweichen. Die Kerne geben einen feinen Vanillegeschmack ab. Oder verfeinern Sie das Mus mit Zimt oder Zitronenschale.

Hagebuttenmark, gekocht

Hagebutten, Menge nach Bedarf

Zubereitung

Zerkleinern Sie die entkernten Hagebutten in der Küchenmaschine und bedecken sie mit Wasser. Geben Sie nach Geschmack etwas Zucker oder Vollrohrzucker hinzu und kochen das Ganze etwa zwanzig Minuten, bis es musig ist. Dabei ständig rühren, damit nichts anbrennt. Anschließend durch ein Sieb streichen und in Gläschen abfüllen.

Hagebuttensirup

1 kg Hagebutten, entkernt und zerkleinert
1 kg Zucker
2 L Wasser

Zubereitung

Hagebutten im Wasser musig kochen, dann durch ein Mulltuch ablaufen lassen und auspressen. Den gewonnenen Saft mit Zucker vermengen, erneut aufkochen und zur gewünschten Dicke einkochen. Anschließend in Gläser oder Flaschen abfüllen.

Süßen Sie damit Müslis, Quark oder auch Joghurts und Aufläufe oder geben Sie den Sirup über Pfannkuchen.

Hagebuttengelee

Ganze Hagebutten

Zubereitung

Befreien Sie die Hagebutten von den Blütenansätzen und bedecken Sie die ganze Frucht mit etwas Wasser. Lassen Sie das Ganze einige Stunden einweichen und kochen Sie es dann weich. Anschließend über ein Mulltuch ablaufen lassen, auspressen und den Fruchtsaft abwiegen. Den gewonnenen Saft können Sie nun mit Gelierzucker Ihrer Wahl, wie gewohnt, zu Gelee aufkochen.

Tipp:

Auch mit Fruchtsaft ergänzt, beispielsweise Ananas, ist das Gelee sehr schmackhaft und erfrischend.

Hagebuttenmarmelade mit Ingwer

1 1/2 kg entkernte Hagebutten

Weißwein

200 g kandierter Ingwer

Zubereitung

Bedecken Sie die zerkleinerten Hagebutten mit Weißwein und lassen sie diese 2 Tage kühl stehen. Anschließend weich kochen und die Frucht durch ein Sieb passieren. Das gewonnene Mus abwiegen und mit gleicher Menge Zucker (etwa 1 kg) oder Gelierzucker Ihrer Wahl, vermengen.
Kleingehackten, kandierten Ingwer zugeben und 1 Minute sprudelnd kochen lassen.

Tipp:

Besonderen Pfiff bekommt der Brotaufstrich, wenn Sie vor dem Abfüllen in die Gläser noch 10 EL Rum unterrühren.
Da Ingwer sehr intensiv im Geschmack ist, darf es auch weniger sein. Variieren Sie das Rezept nach Ihrem Geschmack.

Hagebuttenmarmelade mit Holunder

750 g Holunderbeeren

1000 g Hagebutten als ganze Frucht

Zubereitung

Die Holunderbeeren in 1/4 L Wasser musig kochen und gleichzeitig, jedoch in einem eigenen Topf, die Hagebutten, vom Kelchzipfel befreit, in 1/8 L Wasser musig kochen. Die Früchte durch ein Sieb passieren und das gewonnene Mus beider Früchte abwiegen. Sie erhalten etwa je Fruchtsorte 600 g Fruchtmark, insgesamt also 1200 g.
Die Hälfte des Gesamtgewichtes (ca. 600 g) an Zucker hinzufügen und alles noch einmal aufkochen. Sofort in vorbereitete Twist-off-Gläser füllen.

Hagebuttenmarmelade mit Mehlbeere

750 g Mehlbeeren
1000 g Hagebutten als ganze Frucht

Zubereitung

Die Mehlbeeren in 1/4 L Wasser musig kochen und gleichzeitig, jedoch in einem eigenen Topf, die Hagebutten in 1/4 L Wasser musig kochen.
Die Früchte durch ein Sieb passieren und das gewonnene Mus beider Früchte abwiegen. Sie erhalten etwa je Fruchtsorte 500 g Fruchtmark, insgesamt also 1000 g. Die Hälfte des Gesamtgewichtes (ca. 500 g) an Zucker hinzufügen und alles noch einmal aufkochen. Sofort in vorbereitete Twist-off-Gläser füllen.

Hagebuttenmarmelade mit Quitten

520 g Hagebutten
390 g Quitten

Zubereitung

Die Hagebutten, gewaschen und entkernt, in 1/4 L Wasser musig kochen und gleichzeitig, jedoch in einem eigenen Topf, die kleingeschnittenen Quitten (die japanische Zierquitte kann auch verwendet werden) in ca. 5 Esslöffel Wasser musig kochen.
Die Früchte durch ein Sieb passieren und das gewonnene Mus beider Früchte abwiegen. Sie erhalten etwa 300 g Hagebuttenmark und 300 g Quittenmus, insgesamt also 600 g.
Die Hälfte des Gesamtgewichtes (ca. 300 g) an Zucker hinzufügen und alles noch einmal aufkochen. Sofort in vorbereitete Twist-off-Gläser füllen.

Hagebuttenmarmelade mit Zierapfel

1 kg Hagebutten
600 g Zieräpfel

Zubereitung

Die Hagebutten, gewaschen und entkernt, in 1/4 L Wasser musig kochen und gleichzeitig, jedoch in einem eigenen Topf, halbierte Zieräpfel in 1/8 L Wasser musig kochen.
Die Früchte durch ein Sieb passieren und das gewonnene Mus beider Früchte abwiegen. Sie erhalten etwa je Fruchtsorte 500 g Fruchtmus, insgesamt also 1000 g.
Die Hälfte des Gesamtgewichtes (ca. 500 g) an Zucker hinzufügen und alles noch einmal aufkochen. Sofort in vorbereitete Twist-off-Gläser füllen. Statt Äpfel können Sie auch Birnen nehmen.

Hagebuttenmarmelade mit Tomaten

Zubereitung

Die Hagebutten vom Kelchzipfel befreien und als Ganzes etwa 12 Stunden, mit Wasser bedeckt, einweichen. Das Wasser abgießen, auffangen und darin die Tomaten weich kochen. Beides durch ein Sieb passieren und abwiegen. Kochen Sie das Ganze mit Zucker, auf 1 kg Frucht ca. 400 g, bis zur gewünschten Dicke ein. Noch heiß in Gläser füllen und sofort verschließen.

2 kg Hagebutten

1 kg reife Tomaten

Hagebuttenmarmelade mit Orange

Zubereitung

Die Zutaten vermengen (außer den Rum) und einmal kurz aufkochen. Vor dem einfüllen in die Gläser den Rum unterrühren und verschließen.

700 g Hagebuttenmark (siehe Rezept)

1/4 L frisch gepresster Orangensaft

4 EL Rum

1 kg Gelierzucker 1:1

Hagebuttenkaltschale

Zubereitung

Kochen Sie das Wasser auf und rühren die zuvor kalt angerührte Speisestärke unter. Noch einmal aufkochen und dann das Hagebuttenmark zugeben. Zuletzt mit den weiteren Zutaten abschmecken und bis zum Verzehr kühl stellen.

Tipp

Anstelle von Apfelsaft könnten Sie auch Weiß- oder Roséwein verwenden.

250 g Hagebuttenmark

1 L Wasser oder Apfelsaft und Wasser gemischt

1 EL Speisestärke

Zitronensaft

1 Prise Salz

3 EL Zucker oder nach Geschmack.

Hagebuttenkaltschale oder Soße

1 L Milch
1 EL Speisestärke
250 g Hagebuttenmark
Zitronensaft
Zucker
Prise Salz

Zubereitung

Milch mit Speisestärke andicken, einmal aufkochen, anschließend das Hagebuttenmark unterrühren. Mit Zitronensaft, Zucker und einer Prise Salz abschmecken.
Hagebuttenkaltschale mit Milch schmeckt zu jeder Jahreszeit. Wenn Sie die Mengen halbieren und etwas mehr andicken, erhalten Sie eine leckere Fruchtsoße für allerlei Kompottarten. Sie schmeckt sehr gut, warm oder kalt, über gemischtes Obst, z.B. gedünstete Äpfel oder Birnen.

Hagebuttenkompott

500 g Hagebutten
500 g Zucker oder Vollrohrzucker
Schale einer unbehandelten Zitrone
Zimt
Wasser

Zubereitung

Zerkleinerte, entkernte Hagebutten mit wenig Wasser und geriebener Zitronenschale, Zimt und Zucker köcheln lassen, bis die Früchte weich sind. Anschließend mit einem Schaumlöffel herausheben und in vorgesehene Gläser füllen. Der verbliebene Saft wird solange weitergekocht, bis er zu Sirup eingedickt ist und erst dann über die Früchte gegossen.
Das schmeckt als Dessert mit Sahne oder Eis, passt aber auch zu süßen Nudelgerichten.

Kompott mit Apfel

75 g Hagebuttenmus
2-3 Äpfel
1/8 L Apfelsaft
Honig

Zubereitung

Äpfel schälen, klein schneiden und mit etwas Wasser weich dünsten. Anschließend die Äpfel mit dem Hagebuttenmus vermengen, mit Apfelsaft verdünnen und mit Honig abschmecken. Ein fruchtig frisches Kompott, das Nerven, Herz und Kreislauf stärkt. Kcal: 160

Früchtekompott

500 g Hagebutten
500 g Elsbeeren
500 g Johannisbeeren
500 Äpfel
1 Stückchen Zimtstange
3 Gewürznelken
2 EL Zitronensaft

Zubereitung

Waschen und verlesen Sie die Früchte, schneiden die Äpfel in Schnitze, geben die Gewürze hinzu und bringen, mit Wasser bedeckt, alles zum Kochen. Es sollte beim Kochen nur weich werden. Fügen Sie nach Geschmack etwas Zucker hinzu, entfernen Sie die Nelken und den Zimt und lassen das Kompott abkühlen.

Tipp

Für eine pikante Beilage, beispielsweise zu Wildgerichten, verfeinern Sie das Kompott mit einem kleinen Gläschen Williams-Birnen-Schnaps.

Hinweis

Elsbeeren, Fam. der Rosengewächse, wachsen an einem bis etwa 15 Meter groß werdenden Baum. Die Blattform des Elsbeerbaumes erinnert ein wenig an Ahornblätter. Die kleinen Apfelfrüchte haben etwas Ähnlichkeiten mit den Weißdornfrüchten. Sie sind 1,5 cm dick und reifen ab Ende September. Ausgereift sind sie von lederbrauner Farbe und auch erst dann genießbar.

Sammeln Sie bitte nur die Beeren und Früchte, die Sie wirklich kennen.

Hagebuttenquark

80 g Speisequark
etwas Milch oder Sahne
20 g Hagebuttenmarmelade (siehe Rezept)
1 EL gemahlene Nüsse oder Mandeln

Zubereitung

Quark mit Milch oder Sahne und Hagebuttenmark verrühren und, mit Nüssen bestreut, servieren.
Das ist auch bei Magen-/Darmstörungen oder Leber-/Gallebeschwerden ein gesunder Nachtisch.

Hagebuttenbaiser

2 EL Hagebuttenmark (siehe Rezept)
500 g Zucker oder Vollrohrzucker
geriebene Schale einer unbehandelten Zitrone
1 Eiweiß

Zubereitung

Hagebuttenmark mit der Hälfte des Zuckers und der Zitronenschale schaumig rühren. Das Eiweiß mit dem verbliebenen Zucker sehr steif schlagen und vorsichtig unter das Hagebuttenmark heben. Mit einem Löffelchen kleine Häufchen auf ein Backblech setzen und im Backofen bei ca. 120 ° C trocknen lassen.

Hagebuttenmakrönchen

2 EL Hagebuttenmark (siehe Rezept)
4 Eiweiß
375 g gemahlene Mandeln
250 Puderzucker

Zubereitung

Die Eiweiße sehr steif schlagen und Puderzucker unterrühren. Bereiten Sie aus dem Hagebuttenmark, den Mandeln und 2 EL des Eischnees einen Teig. Den Teig geben Sie als kleine Häufchen auf Oblaten oder auf ein mit Backpapier ausgelegtes Backblech. Anschließend in jedes Teighäufchen eine Vertiefung drücken und mit dem restlichen Eischnee füllen. Die Makrönchen bei maximal 125-150°C ca. 35 Minuten hellbraun abbacken.

Makrönchen mit Griess

100 g Hagebuttenmark
180 g Weizenflocken oder gemahlene Mandeln
3 Eiweiß
180 g Zucker
60 g Grieß

Zubereitung

Unter das steifgeschlagene Eiweiß Weizenflocken oder Mandeln, Zucker, Grieß und Hagebuttenmark heben. Von der Masse kleine Häufchen auf ein gefettetes oder mit Backpapier ausgelegtes Backblech setzen. Bei geringer Hitze (ca. 120°C) eher trocknen als backen.

Hagebuttenzwieback

30 g Hagebuttenmus oder Marmelade (siehe Rezept)
30 g Zwiebäcke
einige Esslöffel Apfelsaft
Sahne

Zubereitung

Etwas Apfelsaft auf einen tiefen Teller gießen. Die Zwiebäcke mit Hagenbuttenmus bestreichen und in die Teller hineinlegen, damit sie den Saft aufsaugen. Mit steifgeschlagener Sahne servieren.
Als süße Stärkung zwischendurch oder zur Stabilisierung bei Herz-/ Kreislaufbeschwerden.

Hagebuttengrütze

15 g Hagebuttenmus
25 g Gerstengrütze
1/8 L Wasser
geriebene unbehandelte Zitronenschale
Honig nach Geschmack

Zubereitung

Die Gerstengrütze mit kochendem Wasser übergießen und quellen lassen. Etwas Zitronenschale abreiben und mit Honig und Hagebuttenmus unterrühren.

Bei Magen-/Darmstörungen, Nieren- oder Leber-/Gallebeschwerden ist das ein urgesundes Frühstück und mit einem Schuss Sanddornsaft ergänzt, eine richtige Vitamin C-Bombe.

Süsse Hagebuttensuppe

1 gute Handvoll Hagebutten
750 ml Wasser od. Apfelsaft
100 g Zucker od. Honig
1-2 EL Kartoffelmehl
50 g Mandelstifte

Zubereitung

Die entkernten Hagebutten mit Wasser bedecken und mit Zucker weich kochen (Honig nicht mitkochen, erst später zugeben). Kartoffelmehl mit etwas Wasser anrühren, in die Suppe geben und das Ganze noch einmal aufkochen. Auf Tellern anrichten und die Mandelstifte darüber streuen.

Hagebuttenchutney

200 g Hagebutten, entkernt, zerkleinert
200 g Äpfel, geschält, entkernt, zerkleinert
200 g Zuccchini, zerkleinert
200 g Zwiebeln, geschält, zerkleinert
200 g Tomaten, enthäutet, zerkleinert
100 g Sultanien
3 Knoblauchzehen, enthäutet, zerkleinert
350-400 g braunen Zucker oder Vollrohrzucker
1/4 L Weinessig
gemahlener Zimt, Cayennepfeffer, Piment

Zubereitung

Vermengen Sie im Kochtopf die gesamten Zutaten und lassen das Ganze unter ständigem Rühren sämig einkochen. Heiß in Twist- off- Gläser füllen und noch einige Wochen vor Gebrauch durchziehen lassen.

Pikante Hagebuttensosse

3 EL Hagebuttenmark
1 EL Speisestärke
Saft von 1/2 Zitrone oder
1 Messerspitze Senf
1/2 TL Zucker
etwas Salz

Zubereitung

Dicken Sie, wie gewohnt, einen 1/2 L kochendes Wasser mit der angerührten Speisestärke an. Nach dem Aufkochen fügen Sie das Hagebuttenmark hinzu und schmecken mit den restlichen Zutaten ab. Wenn Sie mögen, verfeinern Sie die Soße noch mit einem Schuss Rotwein. Das passt zu Wildgerichten, Fondue oder Pilzragout.

Hagebuttenbeilage

250 g getrocknete Hagebutten
1/2 L Wasser
125 g Zucker
5 EL Zitronensaft
3 EL Johannisbeersaft
einige Senfkörner

Zubereitung

Hagebutten über Nacht im Wasser einweichen. Anschließend mit Zucker und leicht zerstoßenen Senfkörnern so lange kochen, bis sich das Ganze auf 3-4 EL Flüssigkeit reduziert hat. Mit Zitronen- und Johannisbeersaft abschmecken.

Als Beilage wie Preißelbeeren verwenden.

Dinkelflockenbratling

100 g Hagebuttenmus, ungesüßt
100 g Dinkelflocken
1 Zwiebel
1 Ei
Salz
Kräuter und Gewürze nach Geschmack
Öl zum Braten

Zubereitung

Dinkelflocken mit Hagebuttenmus vermengen und 1-2 Stunden quellen lassen. Anschließend die klein gehackte Zwiebel, Gewürze und/oder Kräuter sowie Ei untermengen. Es sollte ein formbarer Teig entstehen, aus dem Sie kleine, flach gedrückte Bällchen formen, die in heißem Öl knusprig ausgebraten werden. Mit Apfelmus, Preißelbeeren, gemischtem Kompott oder frischem Salat servieren.

Variieren Sie die Bratlinge einmal mit Haferflocken, Gerstenflocken oder anderem Getreide.

Süss-saure Hagebutten

Zubereitung

Von den Hagebutten die Kelchzipfel abschneiden und mit einem spitzen Gegenstand die Kerne durch die Öffnung entfernen. (Wenn es gar nicht klappt, einfach wie gewohnt halbieren.) Die Früchte im Durchschlag mit kochendem Wasser übergießen und sofort kalt abschrecken. Essig, Wasser und Einmachzucker aufkochen und die Hagebutten portionsweise darin weich kochen und in Gläser füllen. Die Essig-Lösung noch etwas einkochen lassen und dann über die Früchte gießen. Twist- off- Gläser verwenden oder mit Einmachhaut verschließen.

600 g - 1000 g Hagebutten
1/4 L Weinessig
1/4 L Wasser
500 g Einmachzucker

Hagebuttenlikör

Zubereitung

Die Hagebutten mit dem Kandis vermischen und über Nacht ziehen lassen. Anschließend Zitronen- und Orangenschalen sowie die Gewürze zufügen und mit Weinbrand übergießen. An einem lichten, warmen Platz (Fensterbrett) zwei Monate gut verschlossen ruhen lassen. Filtern und nochmals 1 Monat zur Reife stehen lassen.

Tipp

Je länger der Likör steht, desto aromatischer wird er. Mit den Hagebutten der Hundsrose bekommt der Likör ein besonders intensives Aroma.

500 g entkernte, gewaschene Hagebutten
150 g brauner Kandis
1/2 Frucht Zitronenschale
1/2 Frucht Orangenschale
4 Gewürznelken
1/2 Stange Zimt
1 Flasche Weinbrand

Hagebutten-Rosenlikör

Zubereitung

Zerkleinerte Hagebutten, ihre gewaschenen Kerne und Rosenblüten mit Kandis und Obstler vermengen. Bei gelegentlichem Schütteln 4-6 Wochen an einem sonnigen Platz ruhen lassen. Anschließend filtern, in Flaschen füllen und Zeit zum Nachreifen geben.

500 g Hagebutten
einige Hagebuttenkerne
1/4 L duftende Rosenblütenblätter
200 g Kandis
1 Flasche 0,7 L Obstler oder Korn

Hagebuttenwein

3500 g Hagebutten, vom Frost erweicht
2 L Wasser
1600 g Zucker oder Einmachzucker
Reinzuchthefe (z.B. Rasse Steinberg für Dessertwein, die Sie in Fachdrogerien enthalten.)

Zubereitung

Zuerst werden die weichen Hagebutten zerstampft oder kräftig zerdrückt. Zwischenzeitlich setzten Sie 2 L Wasser auf, bringen es zum Kochen und übergießen die Früchte damit. Nach dem Abkühlen auf ca. 25° geben Sie die aufgelöste Reinzuchthefe hinzu. Zwei Tage soll die Maische nun in einem verschlossenen Gefäß gären. (Vorsicht! Es kann Gärungsdruck entstehen, nie dünnwandige Gefäße verwenden!) Dann gießen Sie den Saft vom Bodensatz ab und pressen das Fruchtmark aus. Den gewonnenen Saft füllen Sie in einen Gärballon und lösen in etwas Saft den Zucker auf und fügen ihn hinzu. Auf 2 L Saft rechnen Sie etwa 600 g Zucker. Nun in einem leicht temperierten Raum gären lassen. Nach Beendigung der Gärung (bei Tischwein in ca. 3 Wochen, bei Dessertwein in etwa 2-3 Monaten) den Wein umstechen, evtl. nachsüßen und in Flaschen umfüllen. Zum Abschluss die Flaschen im Einkochkessel oder Backofen bei 85° C pasteurisieren.

Tipp

Sollte bereits zu Anfang die Gärung nachlassen, können Sie noch einmal 500 g Zucker in 1/4 L Wasser auflösen und hinzu gießen. Lassen Sie dem Wein, wie immer, noch etwas Zeit zum Nachreifen.

Hagebuttenpunsch

3/4 L Hagebuttentee
1/4 L Rotwein
Saft von einer Zitrone
2-3 EL Zucker
4 Gewürznelken nach Geschmack
1 kleine Zimtstange

Zubereitung

Bereiten Sie einen kräftigen Tee aus Hagebuttenschalen. Vor dem Servieren fügen Sie den Rotwein mit den weiteren Zutaten zu dem Hagebuttentee und erhitzen (nicht kochen) das Ganze vorsichtig.

Köstliche Rosenküche

Die Rose hat schon die Gemüter der Klosterbrüder erfreut, und allerlei wirksame Heil- und Schönheitsmittel für die klösterliche Apotheke gespendet. Und da die Mönche sicher auch keine Kostverächter waren, wurde mit der Rose auf vielfältige Art und Weise gebacken, gekocht, destilliert und geschlemmt.

Viele Heilmittelrezepturen aus dieser Zeit enthalten Rosenbeiwerk wie Blätter, Blüten oder Hagebutten, welche oft mit bis zu 20 weiteren Kräutern vermengt wurden. Wie Sie gleich feststellen werden, gibt es kaum Einschränkungen für die Rosenküche und auch Ihrer Fantasie sind keine Grenzen gesetzt. Der milde Geschmack und zarte Duft der Rosenblüten harmonisiert wunderbar in Desserts, Pralinen oder Torten. Selbst zu Hähnchen oder ausgebacken im Teigmantel sind Rosenblüten ein unvergleichlicher Hochgenuss.

Eine Auswahl an Vitaminrosen

Als ganz besonders Vitamin C-haltig gelten die als „Pillnitzer Vitaminrosen" bezeichneten Rosen (Pi-Ro 3), außerdem die Züchtungen aus der Kartoffelrose (Rosa - Rugosa - Hybriden) oder der Apfelrose (Rosa villosa).

Beetrose	Escapade	lila/weiß
Beetrose	Heidepark	rosa
Beetrose	Märchenland	rosa
Beetrose	Matilda	rosa
Beetrose	Ricarda	rosa
Beetrose	Queen Elizabeth Rose	rosa
Flächenrose	Apfelblüte	weiß
Heimische Wildrose	Rosa arvensis	weiß
Heimische Wildrose	Rosa gallica	rosa
Heimische Wildrose	Rosa rubiginosa	rosa
Heimische Wildrose	Rosa villosa	rosa
Kletterrose	New Dawn	perlmutt
Rugosa Hybride	Foxi	rosa
Rugosa Hybride	Polarsonne	rot
Rugosa Hybride	Schneeeule	weiß
Strauchrose	Rosa hugonis	rot
Strauchrose	Schneewittchen	weiß

Einladung zum Rosenfest

Laden Sie doch einmal Gäste zu einem Rosenfest ein und überraschen Sie mit den vorgestellten Leckereien. Sie zaubern bestimmt eine Atmosphäre für einen unvergessenen Abend, wenn Sie zu diesem Anlass die Duftlampe mit ätherischem Rosenöl, die festliche Tafel mit vielen duftenden Rosenblüten, passenden Servietten, Kerzen und Tischtuch dekorieren.

Hinweis

Natürlich denken Sie daran, dass Sie nur von unbehandelten, ungespritzten Rosen die Blättchen und Blüten pflücken.

Rezepte mit Rosenblüten

Rosenbowle

10 wohlriechende Rosenblüten
100 g Zucker
1 Glas Weinbrand
1 Flasche Weißwein
1 Flasche Sekt

Zubereitung

Übergießen Sie die Rosenblüten (von den Rosenblättern den bitteren weißen Rand abschneiden) mit dem Weinbrand und fügen den Zucker hinzu. Die in Alkohol angesetzten Blüten lassen sie etwa 3 Stunden vor dem Verzehr ziehen. Dann gießen Sie den Weißwein auf, den Sekt geben Sie erst kurz vor dem Servieren hinzu, damit sich die Kohlensäure nicht verliert. Besonders hübsch wirkt die Bowle, wenn Sie kurz vor dem Servieren noch einige frische, rote Rosenblätter in die Bowlenschale geben.

Rosenbowle

20 duftende Rosenblütenblätter
150 g Zucker
1/2 Stange Vanille
1 kleines Stück Stangenzimt
Saft von 3 Orangen
1 cl Rosenlikör
1 L Rot- oder Weißwein
1 Flasche Sekt
1 Flasche Mineralwasser

Zubereitung

Von den Rosenblüten den bitteren weißen Rand abschneiden, in eine Schüssel geben und mit leicht angewärmtem Wein, Vanillestange, Zimt, Rosenlikör, Zucker und Orangensaft vermengen. Lassen Sie das Ganze etwa 6 Stunden ziehen, dann abseihen und vor dem Servieren mit gekühltem Sekt und Mineralwasser auffüllen.

Rosenlikör

Zubereitung

130 g duftende Rosenblütenblätter
1/2 L Wasser
1/2 L Weinbrand
250 g Zucker
1/2 TL Zimt

Von den Rosenblättern den bitteren weißen Rand abschneiden. Die Rosenblütenblätter mit heißem Wasser übergießen und 2 Tage zugedeckt ziehen lassen. Anschließend filtern und mit Weinbrand auffüllen. Zucker und Zimt zufügen und weitere 14 Tage bei gelegentlichem Schütteln verschlossen stehen lassen. Danach filtern und in vorgesehene Flaschen abfüllen.

Roseneiswürfel

Zubereitung

Hierfür nehmen Sie duftende Rosenblütenblätter, von denen Sie den bitteren weißen Rand abschneiden und legen sie in eine mit Wasser gefüllte Eiswürfelschale; nun wie gewohnt einfrieren.
Als blumiger Zusatz in Getränken oder Bowlen wirken die Eiswürfel sehr dekorativ.

Rosensirup

Zubereitung

2 Handvoll duftende Rosenblütenblätter
1 Saft einer Zitrone
1/2 L Wasser
Zucker

Von den Rosenblütenblättern den bitteren weißen Rand abschneiden. Die Blütenblätter mit dem Wasser aufkochen und 15 Minuten ziehen lassen, anschließend filtern. (Soll der Geschmack intensiver sein, dann diesen Vorgang noch einmal wiederholen!) Den gewonnenen Saft mit Zucker, im Verhältnis 1:1 oder auch weniger aufkochen und noch heiß in Flaschen füllen. Für Fruchtsalate, Eis oder Gebäck. Sie können ihn auch in Portionen einfrieren.

Tipp

Wenn Sie nach dem letzten Aufkochen in den lauwarmen Sirup 1-2 Tropfen ätherisches Rosenöl hinzufügen, ist der Sirup noch „rosiger“.

Rosenhonig

150 g getrocknete Rosenblütenblätter
1000 g hellen Honig
1/4 L Rosensaft

Zubereitung

Die getrockneten Rosenblütenblätter in einen Topf geben und mit dem Rosensaft begießen. Den Honig zufügen, gut verrühren und zugedeckt in den Backofen schieben. Bei maximal 40° C vorsichtig erwärmen. Den Inhalt wieder abkühlen und bei Zimmertemperatur 24 Stunden lang durchziehen. Anschließend durch ein Mulltuch sieben, die Rückstände kräftig auspressen und den fertigen Rosenhonig in Gläser abfüllen.

Rosentee

100 g schwarzen Tee
1 Handvoll getrocknete duftende Rosenblütenblätter

Zubereitung

Vermengen Sie die Rosenblüten mit dem Tee und lassen sie einige Tage in einer luftdichten Dose durchziehen.
Mit der Rosenmischung bereiten Sie Ihren Tee wie gewohnt zu.

Rosenessig

1 Handvoll duftende Rosenblütenblätter
1 Handvoll Himbeeren
1/2 L Weißweinessig

Zubereitung

Von den Rosenblütenblättern den bitteren weißen Rand abschneiden. Himbeeren und Rosenblütenblätter in eine weithalsige Flasche geben und mit Essig auffüllen. An einem sonnigen Platz zwei, maximal drei Wochen ruhen lassen, anschließend filtern. Den Essig dunkel und kühl aufbewahren und Salate damit anmachen.

Kandierte Rosenblüten

Rosenblütenblätter, Menge nach Bedarf
Eiweiß
Puderzucker

Zubereitung

Rosenblütenblätter oder auch andere hübsche Blüten, Knospen oder Blätter mit leicht angeschlagenem Eiweiß bepinseln. Dann mit sehr feinem Zucker oder Puderzucker bestäuben. Auf ein mit Backpapier ausgelegtes Backblech legen. Etwa drei Stunden bei geöffneter Backofentür und niedrigster Temperatur trocknen. Wenn sie sich hart und brüchig anfühlen, können sie in Blechdosen aufbewahrt werden. Zur Dekoration auf Kuchen, Pralinen, Desserts u.a.m., ggf. mit geschlagenem Eiweiß fixieren.

Rosensahnecreme

Zubereitung

Von den Rosenblütenblättern den bitteren weißen Rand abschneiden. Von der Sahne eine halbe Tasse abnehmen und für später beiseite stellen. Die restliche Sahne mit den Rosenblütenblättern und dem Zucker aufkochen, etwa 1/4 Stunde ziehen lassen und filtern. Das Eigelb mit der Sahne verquirlen und in die aufgekochte Rosensahne geben. Unter Rühren wieder aufkochen und die Gelatine sowie das steif geschlagene Eiweiß unterheben. Nun die Rosencreme in eine kalt ausgespülte Schüssel geben und erstarren lassen.
Zu frischem Obst oder Biskuits reichen.

1 Handvoll duftende Rosenblütenblätter
500 g Sahne
50 g Zucker
4 Eiweiß
4 Eigelb
1 P. Gelatine (10 g)
evtl. einige kandierte Rosenblütenblätter (siehe Rezept) zur Dekoration.

Rosenfrüchtecreme

Zubereitung

Das Rosengelee leicht erwärmen und unter die Fruchtmischung rühren. Dann die steif geschlagene Sahne unterheben und das Ganze bis zum Verzehr kühl stellen.
Sie können diese Rosencreme als fruchtigen Nachtisch oder zum Füllen und Bestreichen für Biskuittorten verwenden.
Falls Sie Früchte aus Konserven verwenden, müssen sie sehr gut abgetropft sein. Als Tortenbelag eigenen sie sich nicht ohne Gelatine.

1/2 Tasse Rosengelee (siehe Rezept)
350 g Himbeeren, Johannisbeeren, Erdbeeren, Brombeeren o.a.
200 g Sahne
1 P. Sahnesteif

Rosenmus

Zubereitung

Die Rosenblütenblätter behutsam waschen und mit etwas Wasser (maximal 1/8 L) in eine Schüssel geben. Den Gelierzucker zufügen und das Ganze mit dem Pürierstab zerkleinern oder im Mörser zerreiben.

350 g Duftrosenblütenblätter
500 g Gelierzucker
Wasser

Rosensorbet

Zubereitung

Rosensirup und Wein mischen und einige Stunden zum Anfrieren ins Gefrierfach oder dementsprechend verkürzte Zeit in die Tiefkühltruhe stellen. Vor dem Servieren mit einer Gabel auflockern.

1/4 L Rosensirup (siehe Rezept) und
1/4 L Roséwein
evtl. einige kandierte Rosenblütenblätter zur Dekoration.

Rosenblütensorbet

2 Hand voll Rosenblütenblätter
120 g Puderzucker
350 ml Wasser
Saft und Schale von 2 unbehandelten Zitronen
2 TL Rosenwasser (siehe Rezept)
1 Eiweiß
evtl. einige kandierte Rosenblütenblätter zur Dekoration.

Zubereitung

Von den Rosenblütenblättern den bitteren weißen Rand abschneiden. Puderzucker mit Wasser verrühren und Zitronenschale hinzufügen. 5 Minuten köcheln lassen, von der Kochstelle nehmen und die Rosenblütenblätter zugeben. Abkühlen lassen, filtern und den Zitronensaft unterrühren. Nun im Eisfach des Kühlschrankes halb gefrieren lassen. Dann das steif geschlagene Eiweiß unterheben und das Ganze weiter gefrieren lassen. Vor dem Servieren mit einer Gabel grob auflockern.

Mit Rosensirup beträufeltes Biskuit oder frisches Obst dazu reichen.

Rosenmandeltorte

200 g Rosenblütenblätter
20 g Mandeln
6 Eigelb
6 Eiweiß
200 g Sahne
125 g Zucker
1 Prise Salz
1 Prise Zimt
60 g zerkrümelte (Löffel-) Biskuits
Butter

Zubereitung

Von den Rosenblütenblättern den bitteren weißen Rand abschneiden. Eigelb mit Mandeln, Zucker, Sahne, Zimt und Salz sowie den Rosenblütenblättern etwa 10 Minuten schaumig schlagen. Eiweiß sehr steif schlagen und unter die Creme heben. Eine Puddingform mit Butter ausfetten und mit den Biskuitstreuseln ausstreuen. Den Teig hinein geben und im Wasserbad ca. 1 1/2 Stunden leicht kochen lassen.

Herausnehmen, die Form ganz kurz im kalten Wasser abschrecken und den Kuchen auf eine Platte stürzen.

Ein besonderer Gaumenschmaus wird es, wenn Sie noch die fruchtige Rosencreme dazu reichen.

Rosenkugeln

Zubereitung

Die Rosenblütenblätter einige Stunden zuvor in Brandwein oder in Rosenlikör einlegen. Zusammen mit dem Honig in eine Küchenmaschine geben und zerkleinern. Das Marzipan in kleinen Stücken hinzufügen und kräftig durchkneten. Dann den Dinkel, fein geschrotet, die geraspelte Schokolade, fein gemahlenen Nüsse und Mandeln untermischen und alles gut durchkneten. Den Teig aus der Küchenmaschine nehmen, zu einem Kloß formen und in einem Gefrierbeutel gut verschlossen für 24 Stunden in den Kühlschrank legen, damit er gut durchziehen und zu Kugeln geformt werden kann. Man setzt sie auf ein mit Backpapier ausgelegtes Backblech, und trocknet sie an einem luftigen Ort oder ganz vorsichtig im Backofen bei maximal 50° C.

200 g eingelegte Rosenblätter
400 g Marzipan
250 g Sommerhonig
150 g Dinkelmehl
200 g süße Mandeln
100 g Haselnüsse
200 g Raspelschokolade

Rosen im Teigmantel

Zubereitung

Mehl, Ei, Wein und Milch zu einem glatten Teig verrühren, mit Zucker und einer Prise Salz abschmecken. Reichlich Öl erhitzen oder eine Friteuse benutzen. Nun 20 Rosenblütenblätter in den Rosensirup eintauchen, dann in den Ausbackteig und sofort in das heiße Fett geben. Nacheinander alles abbacken, bis sie schön hellbraun geworden sind, dann auf einem Küchenkrepp abtropfen lassen. Die restlichen 5 Rosenblütenblätter klein schneiden und im Rosensirup erhitzen. Die gebackenen Rosenblütenblätter auf vorgewärmten Tellern anrichten, Rosensirup darum verteilen und mit je einem Klecks Crème fraiche versehen. Mit etwas Puderzucker bestäuben.

Tipp

Variieren Sie das Rezept und verwenden den Teig für gebackene Kürbisblüten, Kapuzinerkresse oder pikant mit Salbei oder Beinwellblättern.

25 duftende Rosenblütenblätter
75 g Mehl
1 Ei
4 EL Weißwein oder Rosé
1 EL Milch
1 TL Zucker
1 Prise Salz
Öl zum Ausbacken
Außerdem:
1/8 L Rosensirup (siehe Rezept)
4 EL Crème fraiche
Puderzucker

Hähnchenfilet mit Rosen

4 Rosenblüten
400 g Hähnchenfilet
1/8 L Gemüsebrühe
2 EL helle Sojasoße
2 EL Sakewein
1-2 EL Rosenessig (siehe Rezept)
1 EL rosa Pfeffer
250 g Champignons
Salz, Öl, schwarzen Pfeffer

Zubereitung

Von den Rosenblütenblättern den bitteren weißen Rand abschneiden. Hähnchenfilet in schmale Streifen, Champignons blättrig schneiden. Das Öl erhitzen und das Fleisch scharf anbraten. Pilze hinzufügen und weitere 2 Minuten braten. Die abgezupften Rosenblütenblätter, Brühe, Sojasoße, Wein und Essig zufügen. Mit grob zerstoßenem rosa Pfeffer, schwarzem Pfeffer und Salz abschmecken und servieren.
Dazu passen chinesische Glasnudeln oder Basmatireis.

Rosenkonfitüre mit Sekt

40 duftende Rosenblütenblätter
250 g Zucker
1 kg Gelierzucker
1 P. Vanillezucker
1/8 L Rosè Sekt
1/8 L Weißherbst oder Rosèwein

Zubereitung

Die vorbereiteten Rosenblütenblätter mit Zucker vermengen, in der Küchenmaschine oder mit einem Pürierstab zerkleinern. Das Rosenmus mit Gelierzucker, Vanillezucker, Sekt und Wein erhitzen und 4-5 Minuten kochen. Anschließend in vorbereitete Twist- off- Gläser füllen.

Rosenapfelgelee

1/2 L Apfelsaft
500 g Gelierzucker
Rosenwasser
ätherisches Öl Rose

Zubereitung

Kochen Sie den Apfelsaft mit 250 g Gelierzucker auf, fügen dann weitere 250 g Gelierzucker hinzu und kochen das Ganze erneut auf.
Vor dem Abfüllen in Gläser geben Sie noch 1-2 EL Rosenwasser und/oder 1-2 Tr. ätherisches Rosenöl hinzu.
(Rosenwasser, Rezept unter dem Kapitel Medizin)

Hinweis

Das kosmetische Rosenwasser, welches mit Alkohol versehen ist, nicht verwenden.)

Rosen – Apfelkonfitüre

500 g Rosenblütenblätter
2 kg Äpfel, geschält
500 g Zucker
1/4 L Wasser
Saft und Schale einer unbehandelten Zitrone.

Zubereitung

Von den Rosenblütenblättern den bitteren weißen Rand abschneiden, die Äpfel schälen und klein schneiden.
Alle Zutaten in das Wasser geben und zugedeckt etwa eine halbe Stunde ziehen lassen. Anschließend erhitzen und solange kochen, bis die Äpfel weich sind. Dann pürieren oder durch ein Sieb streichen und unter Rühren erneut aufkochen und eindicken lassen. Heiß in vorbereitete Gläser füllen.

Rosengelee mit Wein

Rosenblütenblätter von ca. 15 duftenden Rosen
1 kg Gelierzucker
3/4 L trockenen Weißwein oder Rosé
evtl. Rosenwasser und/ oder ätherisches Öl Rosé.

Zubereitung

Von den Rosenblütenblättern den bitteren weißen Rand abschneiden. Die Blütenblätter im Wein erhitzen und etwa 15 Minuten zugedeckt ziehen lassen. Das Ganze durchsieben, die Flüssigkeit mit Gelierzucker vermengen und unter Rühren einige Minuten kochen. Vor dem Einfüllen in vorbereitete Gläser können Sie noch Rosenwasser oder 1-2 Tropfen ätherisches Öl unterrühren.

Rosenkonfitüre mit Brombeere

20 duftende Rosenblütenblätter
125 g Zucker
750 g Brombeeren
500 g Honig
2 Päckchen á 20 g Gelatine

Zubereitung

Von den Rosenblütenblättern den bitteren weißen Rand abschneiden, mit dem Zucker vermengen und mit einer Küchenmaschine oder dem Pürierstab zerkleinern. Die Brombeeren zerdrücken, mit Rosenmus und Honig verrühren und aufkochen. Gelatine nach Anweisung auflösen, dazugeben und unter Rühren alles zusammen aufkochen lassen. Anschließend in vorbereitete Twist- off Gläser füllen.

Rosenkosmetik

Die Haut, Spiegel der Seele

Unsere Haut ebenso wie Haar, reagieren auf all unsere physischen wie psychischen Unausgewogenheiten. Chronische Verspannungen, Darmerkrankungen, Stoffwechselstörungen, Infektionen, aber auch Stress, Ärger, Ernährungssünden, übermäßiger Tabak- oder Alkoholkonsum, Medikamentenmissbrauch, übertriebenes Sonnenbaden, Umweltverschmutzungen oder seelische Belastungen wirken sich auf das Hautbild aus. Mit einer positiven Lebenseinstellung, Bewegung an frischer Luft, vitaminreicher, naturbelassener Nahrung, oder auch mit Streicheleinheiten in Form von duftenden Massageölen können Sie das natürliche Gleichgewicht Ihrer Haut bewahren.

Cremes, Badeöle oder beispielsweise Lotionen können mit ätherischen Ölen, Kräutertees oder Kräutertinkturen hergestellt werden und je nach Zusammensetzung, Stimmungsschwankungen, aber auch körperliche Beschwerden normalisieren. In den von Ihnen selbst gefertigten Produkten sind nur Stoffe enthalten, die von Ihnen erwünscht sind. Nicht alle Anbieter sind bereit, die Inhaltsstoffe ihrer Kosmetika exakt zu deklarieren. Künstliche Farb- und Duftstoffe, die möglicherweise allergieauslösend wirken, werden gerne mit wohlklingenden Fantasienamen getarnt. Mineralische Fette wie Paraffinöle können Sie bei selbstgemachten Cremes getrost vergessen, weil Sie auf hautfreundliche, natürliche Öle wie Mandel- oder Weizenkeimöl, Sonnenblumen- oder Sojaöl, zurückgreifen können. Preislich gesehen sind selbstgemachte Kosmetika auch noch günstiger und mit etwas Übung im Handumdrehen fertig.

Grundregeln für gutes Gelingen und zur Haltbarkeit

Bei selbst gemachter Naturkosmetik werden keine chemischen Konservierungsmittel zugefügt, deshalb ist es vorteilhafter, öfter mal eine frische Creme anzurühren, anstatt sich zu bevorraten. Mit etwas Planung haben Sie bald herausgefunden, welche Mengen der Kosmetika Sie in gewissen Zeiträumen verbrauchen.

Bewahren Sie Ihre Creme im Kühlschrank auf und füllen Sie nur das, was Sie in 2-3 Tagen verbrauchen und im Bad platzieren wollen, in ein separates, kleines Töpfchen. Länger als 3 Wochen, sofern nicht anders angegeben, sollten Sie selbstgerührte Cremes nicht benutzen. Verwenden Sie zur Entnahme Ihrer Creme einen Spatel oder Teelöffel, so vermeiden Sie rasche Schimmel-, Keim- und Bakterienbildung.

Achten Sie bei der Herstellung darauf, dass Sie nur ausgekochte Messbecher und Tiegel benutzen, oder reiben Sie alle Zubehörteile vor Gebrauch mit Alkohol ab. Öle und Fette werden niemals über 60° C erhitzt, um die Inhaltsstoffe zu schonen, und weil Fette entflammbar sind. Sofern kein 100° C-Thermometer vorhanden ist (bitte kein Fieberthermometer benutzen), stellen Sie die Herdplatte ab, sobald der Schmelzprozess beginnt. Die Wasserkomponenten kochen Sie einmal kurz auf, um sie weitgehend keimfrei zu machen und lassen sie dann wieder ein wenig abkühlen.

Um die gewünschte Konsistenz der Cremes zu erreichen, ist es wichtig, dass Sie sich genau an die Rezeptangaben halten und ganz exakt abwiegen. Alle Mengenangaben sind sorgfältig aufeinander abgestimmt und garantieren, dass die Creme auch später „cremig“ beschaffen ist. Feste Zutaten werden am genauesten mit einer Küchen- oder Briefwaage abgewogen. Beim Abmessen mit Löffeln immer den gleichen Löffel benutzen, da nicht alle Löffel das gleiche Maß aufweisen. Ist Ihr Löffelmaß kleiner oder größer als im Rezept angegeben, sollte immer mit dem selben Maß berechnet werden.

Für die minimalen Flüssigkeiten in den Cremes brauchen Sie einen Messbecher mit feinen Maßeinheiten oder Sie wiegen die Flüssigkeiten in Gramm ab. Dann müssen Sie jedoch alle Flüssigkeiten in Gramm abwiegen, damit das Mengenverhältnis gewahrt bleibt.

Gesichtswasser auf Alkoholbasis kann mehrere Monate lang aufbewahrt werden.

Gesichtspackungen oder Waschcreme rühren wir vor Gebrauch immer frisch an. Badeöle mit ätherischen Ölen halten sich zumindest so lange, wie auf dem Basisöl angegeben. Die Wirkstoffe und Düfte der ätherischen Öle können sich mit der Zeit etwas verlieren.

Fette Öle

Zur Herstellung von Cremes, Badeölen, aber auch für die Verwendung in der Küche, bieten sich zahlreiche Öle mit unterschiedlichen Inhaltsstoffen an. Welche Öle Sie in der Küche gebrauchen, bestimmen Ihre individuellen Vorlieben oder der Verwendungszweck. Kalt gepresste Öle gebrauchen wir für Salate, zum Braten eignet sich eher Kokosfett oder bedingt auch natives Olivenöl. Kalt gepressten Ölen oder Margarinen mit mehrfach ungesättigten Fettsäuren sollten wir immer den Vorzug geben. Ungesättigte Fettsäuren liefern dem Körper lebensnotwendige (essenzielle) Bausteine, die für die Funktion des Fettstoffwechsels und als Trägerstoff aller fettlöslichen Vitamine wichtig sind. Außerdem sorgen sie in den Zellmembranen für die Elastizität der Zellen und sind am Aufbau bestimmter körpereigener Hormone, den sogenannten Prostaglandinen, beteiligt. Wir sollten täglich 5 % dieser essenziellen Fettsäuren zu uns nehmen.

Avocadoöl enthält sehr viele ungesättigte Fettsäuren und erhebliche Anteile an wertvollen Vitaminen wie A,B,D,E sowie Pantothensäure. Die Creme wird damit wunderbar sanft, sie wird von der Haut sehr gut aufgenommen und bildet sogar einen leichten Lichtschutzfaktor.

Distelöl (Safloröl) zeichnet sich durch einen äußerst hohen Anteil ungesättigter Fettsäuren aus. Es hat 76 % mehrfach ungesättigte und 14 % einfach ungesättigte Fettsäuren. Außerdem beinhaltet Distelöl 0,5 % Alpha-Linolensäure, die sonst noch hochkonzentriert in Nachtkerzenöl vorkommt und u.a. den Cholesterinspiegel senkt. In der Küche wird es für Salate gebraucht.

Mandelöl (süß), gehört zu den beliebtesten kosmetischen Ölen, es wurde schon in der Antike geschätzt. Es wird selten ranzig und ist besonders mild. Es weist etwa 68 % ungesättigte Fettsäuren auf. Für empfindliche oder trockene Haut oder in der Babypflege wird es bevorzugt verwendet.

Olivenöl wird, so ist es bereits in der Bibel beschrieben, zu kosmetischen, heilungsfördernden und rituellen Anwendungen herangezogen. Es ist reich an ungesättigten Fettsäuren, mit etwa 73 %, und mehrfach ungesättigten Fettsäuren mit 8 %. Obschon andere Öle, wie beispielsweise das Distelöl weitaus mehr hochungesättigte Fettsäuren enthalten, ist das Olivenöl, zur inneren und äußeren Anwendung, von unumstrittenem Heilwert. Es fördert die Ausscheidung der Galleflüssigkeiten, ist wirksam bei Stoffwechselerkrankungen und bei Arteriosklerose, zudem ist es reich an Vitamin E.

Sesamöl, aus dem unbehandelten Samen gewonnen, hat einen leicht nussigen Geschmack und ist von heller Färbung. Sesamöle von rauchig roter Farbe wurden aus gerösteten Samen hergestellt. Sesamöle enthalten etwa 41 % einfach ungesättigte Fettsäuren und 44 % mehrfach ungesättigte Fettsäuren. Es soll gegen Milzfunktionsstörungen gut sein und die Zahl der Thrombozyten erhöhen. Außer an Vitamin E und B ist es reich an Kalzium, Magnesium und Phosphor sowie Lezithin. Als Bestandteil von selbstgerührten Cremes ist es sehr gut hautverträglich.

Sonnenblumenöl ist mit Distelöl vergleichbar. Je nach Herkunft und Anbaugebiet schwanken die Inhaltsstoffe erheblich, so dass man nur Richtwerte angeben kann. Bei 53 % mehrfach ungesättigten Fettsäuren und 33 % einfach ungesättigten Fettsäuren sind 50-70 % Linolsäure enthalten. Lezithin und Vitamine des Sonnenblumenöls bereichern jede selbstgerührte Creme. Auch zum Kochen, Braten oder Backen ist es hervorragend geeignet.

Sojaöl, aus der Sojabohne gewonnen, ist von dunkelgelber Farbe, die auch auf die Färbung der Cremes Einfluss nehmen kann. Der Geschmack des Sojaöls ist sehr ausgeprägt, nicht jeder mag ihn. In ihren mehrfach ungesättigten Fettsäuren, die 60 % betragen, und den einfach ungesättigten Fettsäuren von 25 % sind 52 %

wertvolle Linolsäuren enthalten. Sojaöl bietet besonders bei vegetarischer Ernährung eine ausgezeichnete Protein- und Lezithinquelle. Einen Nachteil hat Sojaöl, es neigt zum Oxidieren und kann somit ranzig werden. Zubereitete Speisen oder Kosmetika sollten deshalb nicht zu lange stehen und angebrochene Ölflaschen nicht zu lange aufbewahrt werden.

Hinweis

Es gibt jedoch einen Trick, um die Oxidation ungesättigter Fettsäuren hinauszuzögern. Geben Sie hierzu einige Tropfen (0,2%) Vitamin E (Tocopherol) in das Öl. Das hilft natürlich nur bei frischen Ölen. Wenn der Oxidationsprozess schon begonnen hat, nützt es allerdings nichts mehr. Das können Sie auch bei Sonnenblumen-, Distel-, Sesam- und ebenso bei Weizenkeimöl anwenden.

Jojobaöl ist im eigentlichen Sinne gar kein Öl, es ist chemisch betrachtet ein Wachs. Und so verhält es sich auch. Wenn Sie es sehr kühl aufbewahren, wird es fest, es erstarrt. Aufgrund seiner mehrfach ungesättigten Fettsäuren, die bis zu 90% betragen, schmilzt es auch wieder, wenn Sie es an einen warmen Platz stellen. Es wird aus den nussartigen, kaffeebohnengroßen Samen der Wüstenpflanze Jojoba gewonnen und wird von den Cahuilla-Indianern in Südkalifornien bereits seit Jahrhunderten als Heilmittel genutzt. Dieses wunderbar goldene Öl ersetzt teilweise das Pottwalöl und leistet so seinen Beitrag zum Artenschutz. Da es ähnliche Eigenschaften wie das Pottwalöl aufweist, dient es auch als Schmiermittel in Maschinen, als Bodenwachs und als Basisöl in exklusiven Kosmetikas. Ebenso findet es in der Küche Verwendung, beispielsweise für Salate.

Jojobaöl wird nicht ranzig und ist daher sehr lange haltbar. Außerdem eignet es sich für jeden Hauttyp und kann durch seinen entzündungshemmenden Wirkstoff Myristinsäure, zur Behandlung von Ekzemen, Psoriasis oder Akne angewendet werden.

Mengenangaben, falls Sie mit dem Löffel abmessen:

Bienenwachs:

4 g - 1 gestrichener Teelöffel
10 g - 1 gestrichener Esslöffel
15 g - 1 gehäufter Esslöffel

Kakaobutter:

2,5 g - 1 gestrichener Teelöffel
5 g - 1 gehäufter Teelöffel
10 g - 1 gehäufter Esslöffel

Lanolin anhydrid:

5 g - 1 gestrichener Teelöffel
10 g - 1 gehäufter Teelöffel

Vaseline:

5 g - 1 gehäufter Teelöffel
10 g - 1 gehäufter Esslöffel

Pflanzenöle:

3 g - 1 Teelöffel
8 g - 1 Esslöffel

Natürliche Rosenkosmetik zum Selbermachen

Rosenblütenwasser (Grundrezept)

4-5 Handvoll Rosenblütenblätter
1 L Wasser

Zubereitung

Lassen Sie die Rosenblüten etwa 1/4 Stunde in 1 L leicht siedendem Wasser (nicht kochend) ziehen. Anschließend filtern Sie das Ganze und pressen die Blüten aus.
Danach können Sie das gewonnene Rosenblütenwasser in Flaschen abfüllen und im Kühlschrank aufheben. Es hält sich ca. 4 Tage.
Ermüdete Augen werden wieder strahlend und strapazierte Gesichtshaut kann sich rasch erholen, wenn Sie das Rosenwasser mittels einer lauwarmen Kompresse auflegen.
Ein weiteres Rosenwasser finden Sie unter dem Kapitel „Medizin" beschrieben.

Kosmetisches Rosenblütenwasser (Grundrezept)

Rosenblüten, Menge nach Bedarf

hochprozentigen Alkohol aus der Apotheke (70%-96%)

Zubereitung

Füllen Sie ein weithalsiges, gut verschließbares Gefäß mit Rosenblütenblättern auf, von denen Sie wie üblich den weißen, bitteren Rand abschneiden. Kochen Sie destilliertes Wasser einmal auf und übergießen die Blütenblätter damit. Nach dem Abkühlen (damit sich durch die Hitze der Alkoholgehalt nicht verflüchtigt) fügen Sie hochprozentigen Alkohol hinzu. Rechnen Sie auf 10 Teile Wasser etwa einen Teil Alkohol.

Das Rosenwasser muss nun Zeit zum Durchziehen haben, mindestens so lange, bis der Alkohol den Blüten die Farbe entzogen hat, erst dann wird abfiltriert. Das dauert ungefähr 2-3 Tage. Der Alkoholgehalt dient zugleich als Konservierungsmittel.

Tipp

Sie können dieses Rezept gerne abwandeln und speziellen Bedürfnissen anpassen. So können Sie bei Hautproblemen, z.B. fettiger, unreiner Haut noch Hamamelistinktur oder Hamameliswasser (Apotheke) hinzufügen. Hamamelis weist einen hohen Gerbstoffgehalt auf, wirkt entzündungshemmend, durchblutungsfördernd, kühlend und zusammenziehend.

Hinweis

Normalerweise wird zu kosmetischen Zwecken Isopropylalkohol, vergällter Alkohol verwendet, d.h. er ist auf keinen Fall zum Verzehr geeignet. Deshalb ist er auch wesentlich preiswerter als Weingeist. Wegen des eigentümlichen Geruchs von Isopropyl, der die kostbaren ätherischen Düfte teilweise überlagert, verwende ich lieber Weingeist. Außerdem kann das Rosenwasser dann auch innerlich angewendet werden (in Wasser gelöst) oder Lebensmittel verfeinern.

Kosmetisches Rosenwasser hat auf der Haut adstringierenden Charakter, wirkt Haut straffend, stärkend, erfrischend und belebend. Im Zusammenhang mit Alkohol dient es bei Akne oder anderen Hautunreinheiten auch der Hautreinigung und entfernt überschüssigen Talg und Fettabsonderungen.

Hauttypen, die zu empfindlicher trockener Haut neigen, verwenden eher das Rosenwasser ohne Alkoholzusatz wie im Rezept zuvor.

Gesichtstonikum mit Orange

6 EL Rosenwasser
2 EL frisch gepresster Orangensaft

Zubereitung

Vermengen Sie das Rosenwasser (evtl. selbst hergestellt, wie unter Rosenwasser oder kosmetisches Rosenwasser beschrieben) mit frisch gefiltertem Orangensaft.
Das Gesichtstonikum wirkt vitalisierend auf jede Zelle, es versorgt die Haut mit Feuchtigkeit und zahlreichen Biostoffen.

Tipp

Sie können Rosenwasser auch wunderbar mit Orangenblütenwasser (erhältlich in der Apotheke) je zu gleichen Teilen mischen.
Im Sommer trägt es zur Erfrischung bei, wenn Sie den ganzen Körper damit einreiben oder besprühen.

Gesichtswasser mit Kräutern

1 EL Huflattichblätter
2 EL Kamillenblüten
20 ml Rosenwasser (evtl. selbst hergestellt, wie unter Rosenwasser beschrieben)
20 ml Alkohol (70%)
100 ml destilliertes oder stilles Wasser
10 Tr. Kamillentinktur

Zubereitung

Geben Sie die Kräuter in ein Schraubglas und übergießen sie erst mit Alkohol, anschließend mit Wasser. Schütteln Sie das Ganze einmal und lassen es verschlossen über Nacht stehen. Am nächsten Tag filtern Sie das Ganze. Die gefilterte Flüssigkeit wird nun mit dem Rosenwasser und der Kamillentinktur kräftig geschüttelt.

Tipp

Das Gesichtswasser regeneriert trockene, zu Entzündungen neigende Haut. Bei anderen Hautbeschaffenheiten tauschen Sie die Kräuter entsprechend aus und ersetzen das Rosenwasser beispielsweise durch Hamameliswasser.

Gesichtswasser mit Mandeln

1/2 L Rosenwasser
20 gehackte Bittermandeln
60 gehackte süße Mandeln

Zubereitung

Vermengen Sie die Zutaten und lassen das Ganze etwa 2 Stunden ziehen. Anschließend durch ein Mulltuch filtern.

Dosierung

Für einen frischen, klaren Teint waschen Sie allabendlich das Gesicht damit.

Hinweis

Vorsicht mit den Bittermandeln! Vergewissern Sie sich, dass sie für Kinder unerreichbar sind.

Gesichtswasser mit Gerste

Zubereitung

Gerste, Menge nach Bedarf
Rosenwasser (siehe Rezept)
20 ml Alkohol

Gerste in etwas Wasser einige Stunden vorweichen und dann in dem Wasser weich kochen. Anschließend den Gerstensaft abgießen und auffangen. Den Gerstensaft mit gleichem Anteil Rosenwasser (siehe Rezept) vermengen. Zur Konservierung können Sie auf ca. 100 ml Rosen/Gerstenwasser etwa 20 ml Alkohol zufügen.
Füllen Sie die Mischung in ein kleines Fläschchen um, das Sie im Kühlschrank aufbewahren. Das Gesichtswasser können Sie jeden Abend nach der Gesichtsreinigung auftragen. Sie können es einwirken lassen oder mit einem Wattepad das Gesicht damit abreiben. Es beugt Hautirritationen vor, versorgt die Haut mit Nährstoffen, macht sie samtig weich und mindert Spannungsgefühle.

Gesichtsmaske

Zubereitung

4-5 EL Rosenwasser
1 1/2 EL Honig
3 EL Weizenkeimöl

Vermengen Sie das Rosenwasser zuerst mit dem Honig, anschließend mit Weizenkeimöl. Als feuchtigkeitsspendende und Haut beruhigende Maske auf das gereinigte Gesicht auftragen.

Gesichtsmaske mit Quark

Zubereitung

3 EL Bienenhonig
1-2 EL Quark
1 Tropfen ätherisches Rosenöl

Erwärmen Sie den Honig im Wasserbad und mischen den Quark unter. Unmittelbar vor dem Auftragen rühren Sie das ätherische Rosenöl unter. Die Gesichtsmaske wirkt Haut glättend, erfrischend, entzündungshemmend und Haut durchblutend.

Dosierung

Eine Gesichtsmaske sollte möglichst 20 Minuten auf die Haut einwirken dürfen, danach wird sie mit lauwarmem Wasser abgewaschen.

Waschcreme

1/2 Tasse Vollmilch
4 EL Weizenflocken oder Mandelkleie
1 Tr. ätherisches Rosenöl

Zubereitung

Erwärmen Sie die Vollmilch und verrühren sie mit Weizenflocken oder Mandelkleie, bis eine Art Paste entsteht. Das ätherische Rosenöl erst unmittelbar vor Gebrauch untermischen.

Dosierung

Die Waschcreme im angefeuchteten Gesicht verteilen, kurz einwirken lassen und gründlich mit lauwarmem Wasser abspülen. Anschließend können Sie die Rosencreme zur Pflege auftragen.

Tipp

Die Paste mit Mandelkleie kann bei sehr empfindlicher Haut ein wenig zu Haut reizend sein. Dieser Hauttyp sollte Weizenflocken verwenden.

Rosencreme

1 TL Lanolin
1 TL Bienenwachs
4 EL Mandelöl
5 EL Rosenwasser

Zubereitung

Lanolin und Bienenwachs im Wasserbad schmelzen, das geschieht etwa bei 60 ° C. Das Mandelöl zufügen, alles erwärmen. Nun das Rosenwasser nach und nach zugeben, dabei kräftig rühren, bis die Masse zur Creme eindickt.

Nach dem Abkühlen der Creme können Sie noch 1-2 Tropfen ätherisches Rosenöl zufügen.

Diese unkompliziert herzustellende Gesichtscreme wird Ihnen gefallen. Da die Creme keine Konservierungsstoffe enthält, aber Wasser beinhaltet, ist sie nicht sehr lange haltbar. Sie wird im Kühlschrank aufbewahrt.

Tipp

Wenn Sie Ihre Hände mit Wasser befeuchten und die Creme darin verreiben, haben Sie eine Lotion, so spendet sie mehr Feuchtigkeit.

Hinweis

Manche Menschen reagieren auf Lanolin, einem natürlichen Wollfett, allergisch.

Rosenblütencreme

- *5 g Bienenwachs*
- *15 g Lanolin*
- *40 g Traubenkernöl, Mandelöl o.a.*
- *40 g Rosenblütenwasser (evtl. selbst hergestellt, wie unter Rosenwasser beschrieben)*
- *2-3 Tropfen ätherisches Öl Rose*

Zubereitung

Bienenwachs und Lanolin werden mit dem Öl im Wasserbad geschmolzen. Parallel dazu wird das Rosenblütenwasser erwärmt. Sie können mit dem Wasser beginnen, da es etwas länger zum Erwärmen braucht als die Fettkomponenten. Nach dem Erhitzen geben Sie nach und nach das Blütenwasser in die Fettmischung (nicht umgekehrt) und rühren kräftig, bis die Masse dickt. Erst wenn die Creme handwarm abgekühlt ist, fügen Sie das ätherische Rosenöl hinzu. Unkonserviert wie diese Creme ist, sollte sie im Kühlschrank aufbewahrt werden und nicht länger als etwa 2 Wochen im Gebrauch sein.

Heilsalbe (Grundrezept)

- *20 ml Basisöl (je nach Verwendungszweck, Ringelblumenöl, Johanniskrautöl, oder Mandelöl)*
- *4 g Kakaobutter*
- *4 g Bienenwachs*

Zubereitung

Vermengen Sie die Zutaten und schmelzen sie gemeinsam im Wasserbad. Rühren Sie alles noch einmal um und füllen das Ganze in einen Tiegel oder ein Braunglas. Je nach dem, wofür die Heilsalbe verwendet werden soll, werden ihr vor Gebrauch ätherische Öle untergerührt. Das geht sehr gut, sobald die Salbe Zimmertemperatur angenommen hat. Die Salbengrundlage kann bis zu einem Jahr im Kühlschrank aufbewahrt werden.

Tipp

Bei Erkältung können Sie eine Brustsalbe daraus bereiten, indem Sie beispielsweise Latschenkieferöl, Thymian und Eukalyptusöl unterrühren. Bei Schnupfen täte einer wunden und verstopften Nase Pfefferminzöl und Kamillenöl gut, spröden Lippen hilft ein Tropfen Rosenöl oder Neroli.

Winterwettercreme

- *30 g Vaseline*
- *5 g Lanolin*
- *10 g Avocadoöl, oder Johanniskraut/ Ringelblumenöl o.a.*
- *40 g Rosenblütentee*

Zubereitung

Geben Sie die erhitzte Wasserphase, in diesem Fall den Rosentee, den Sie wie üblich zubereiten, in die erwärmte Fettphase (bis 60° C) und rühren kräftig, bis sich beide Komponenten miteinander vermischt haben. In die abgekühlte Creme können Sie noch 1-2 Tropfen ätherisches Öl hinzufügen. Es muss nicht Rose sein, besonders in der kalten Jahreszeit, wo die Haut vielen Belastungen ausgesetzt ist, kommen Ihnen eine große Anzahl herrlicher Öle wie z.B. Thymianöl, Lavendel, Rosenholz, Orangenblüte und zahlreiche andere zugute.

Gesichtscreme mit Johanniskrautöl

30g Johanniskrautöl
5 g Bienenwachs
2 g Kakaobutter
15 g Lanolin anhydrid
4o g Rosenwasser (siehe Rezept)
2 Tropfen ätherisches Öl Rose oder ersatzweise Geraniumöl

Zubereitung

Erwärmen Sie in einem extra Töpfchen das Rosenblütenwasser. Bienenwachs, Kakaobutter, Lanolin und Johanniskrautöl schmelzen Sie im Wasserbad.

Nach dem Erhitzen geben Sie das Blütenwasser in die Fettmischung (nicht umgekehrt) und rühren kräftig, bis die Masse eindickt. Erst wenn die Creme handwarm abgekühlt ist, fügen Sie das ätherische Öl hinzu. Die Creme eignet sich besonders für sensible, trockene Haut.

Rosenreinigungscreme

45 g Bienenwachs
5 g Kakaobutter
10 g Lanolin
40 g Arnikaölauszug
40 g Hamameliswasser (Apotheke)
5- 6 Tropfen ätherisches Öl Rose

Zubereitung

Geben Sie in das Arnikaöl alle Fette hinein und schmelzen das Ganze im Wasserbad. Hamameliswasser wird separat erhitzt und nach und nach in die Fettphase eingerührt. Gerührt wird so lange, bis die Masse wie eine Creme beschaffen ist. Nach dem Abkühlen fügen Sie das ätherische Öl hinzu.

Diese Creme eignet sich gut zur Hautreinigung und zum Abschminken sowie als Pflegecreme.

Tipp

Arnikaöl können Sie ebenso wie Ringelblumen- oder Johanniskrautöl selber herstellen, indem Sie die Blüten mit einem Basisöl (beispielsweise Sonnenblumenöl) übergießen und einige Wochen ziehen lassen.

Hinweis

Manche Menschen reagieren auf Arnika mit allergischen Reaktionen. Wenn dem so ist, tauschen Sie das Basisöl aus und verwenden ein Öl Ihrer Wahl.

Handpflege

1 TL Honig
20 g Glyzerin
1/2 L Rosenblütentee

Zubereitung

Verrühren Sie die Zutaten und reiben Sie Ihre Hände mehrmals täglich damit ein. Bei sehr rissigen, spröden oder aufgesprungenen Händen (auch Lippen) verwenden.

Rosen-Handcreme

Zubereitung

Übergießen Sie die Blütenblätter mit etwas kochendem Wasser und lassen den Aufguss 10 Minuten ziehen. Glyzerin, Mandelöl und Lanolin schmelzen Sie im Wasserbad und geben dann das gefilterte Rosenwasser langsam, unter ständigem Rühren, in das erhitzte Fett. Geben Sie nur so viel Rosenwasser in die Fettphase, bis die Konsistenz einer Creme gleicht. Vielleicht behalten Sie etwas Rosenwasser übrig. Wenn die Creme handwarm abgekühlt ist, geben Sie einige Tropfen ätherisches Öl hinzu.

2 EL duftende Rosenblütenblätter, möglichst frisch
4 EL Mandelöl oder Weizenkeimöl
8 EL Lanolin
4 EL Glyzerin
ätherisches Öl Rose

Bodyöl (Grundrezept)

Zubereitung

Jojobaöl eignet sich für jeden Hauttyp. Sie können das Basisöl aber auch mit Ringelblumen-, Johanniskraut- oder mit Mandelöl ergänzen. Variieren können Sie dieses Grundrezept ebenfalls mit allen ätherischen Ölen, je nach dem, wofür es Verwendung findet.

80 ml Jojobaöl
5 Tr. ätherisches Rosenholzöl und
2 Tr. ätherisches Öl Rose

Rosenhaarwasser

Schon die hl. Hildegard von Bingen empfahl den Rosenessig bei trockenem, spröden und zu Schuppenbildung neigenden Haar.

Zubereitung

Geben Sie die Rosenblüten in eine weithalsige Flasche und übergießen das Ganze mit dem Obstessig, bis alles gut bedeckt ist. Lassen Sie das Ganze 3-4 Tage durchziehen, filtern Sie dann und pressen die restliche Flüssigkeit aus.

3 Handvoll Rosenblütenblätter
1/4 L Obstessig

Dosierung

Füllen Sie den Rosenessig in eine Flasche und reiben die Kopfhaut 2-3 x in der Woche damit ein.

Hinweis

Für blondes Haar ist der Rosenessig nicht geeignet.

Haar - Kurpackung

2 EL Obstessig
2 TL Rosenwasser (evtl. selbst hergestellt, wie unter Rosenwasser beschrieben)
1-2 Eier
evtl. 1-3 Tropfen ätherisches Öl

Zubereitung

Je nach Haarlänge nehmen Sie ein bis zwei Eier und verschlagen Sie kräftig. Dann fügen Sie den Obstessig und das Rosenwasser hinzu und lassen die Mischung 15 Minuten auf dem gewaschenen, noch feuchten Haar einwirken.

Dann noch einmal kräftig auf der Kopfhaut verreiben und ausspülen. Das Haar bekommt viel Glanz und die Durchblutung der Kopfhaut wird gefördert.

In Frankreich wussten die Damen aus der vornehmen Gesellschaft das kostbare Rosenwasser zu schätzen. Bei hysterischen Anfällen gebrauchten sie ein Gemisch, welches aus drei Unzen Rosenwasser und der gleichen Menge an Orangenblütenwasser bestand. Das kostbare Blütenwässerchen wurde zum Gebrauch auf ein Zuckerstückchen geträufelt und mittels einem Löffelchen über einer Kerze aufgelöst.

Aromatherapie mit Rosen

Zur Parfümherstellung ebenso wie in der Aromatherapie mit ätherischen Ölen, finden hauptsächlich die berühmten Damascener Rosen Verwendung. Die Ölrose Rosa x. damascener „Trigintipetala“ und die „Rote Krimrose“, eine Kreuzung zwischen der R. gallica und R. x. damascener, sind hierfür besonders geeignet. Ferner wird die Centifoliarose speziell für die Ölgewinnung angebaut.

Düfte, fester Bestandteil des rituellen und alltäglichen Lebens

Düfte waren in allen Zeiten fester Bestandteil des rituellen und alltäglichen Lebens. Im Altertum waren es hauptsächlich Alchemisten, Ärzte oder Priester, die den Wunsch hegten, die „Seele der Pflanzen“ einzufangen und das Geheimnis und den tiefen Zauber der flüchtigen Essenzen zu lüften. Die praktische Anwendung in der Aromatherapie blickt vermutlich auf eine 5000 Jahre alte Geschichte zurück. Diese Annahme wird durch archäologische Funde eines mesopotamischen Destilliergerätes motiviert. Wohl erst im 10. Jahrhundert n. Chr. gewann die Produktion ätherischer Öle durch die Ägypter an Bedeutung. In Deutschland bekam die Aromatherapie im 16. Jahrhundert einen deutlichen Aufschwung.

Öle kaufen ist Vertrauenssache

Chemisch betrachtet bestehen ätherische, also flüchtige Öle, aus einem komplexen Gemisch von weit mehr als über 100 verschiedenen Stoffen. Dazu zählen beispielsweise Verbindungen aus Aldehyde, Alkohol, Säuren und Ester.

Leider ist der Einkauf guter, unverfälschter Öle immer noch Vertrauenssache. Die Bezeichnung „natürliches, ätherisches Öl“ ist nicht uneingeschränkt gleichzusetzen mit Reinheit und Qualität. Öle, die zu Heilzwecken gebraucht werden, sollten daher sorgfältig ausgewählt werden. Billige Essenzen stammen häufig aus Anbaugebieten, in denen Kunstdünger, Herbizide und Pestizide in großen Mengen eingesetzt werden. Manche Firmen fügen den Ölen synthetische Duftstoffe hinzu oder strecken sie mit Mineralölen. (Geben Sie zum Test einen Tropfen ätherisches Öl auf ein Kleenextuch. Hinterlässt das Öl einen Fettfleck, wird es kein reines Öl sein, diese verdunsten, verflüchtigen sich, ohne Fettränder zu hinterlassen.)

Ebenso ist die Bezeichnung „natürliche Öle“ nicht eindeutig abgegrenzt. Auch Rosenöl, dem das weitaus preiswertere Geraniol hinzugefügt wurde, darf so benannt werden. Geraniol ist ein natürlicher Pflanzenwirkstoff, der aus Geranium, einem Storchenschnabelgewächs, gewonnen wird. Somit ist die Bezeichnung "natürlich" auch bei diesen Ölen im rechtlichen Sinne durchaus korrekt. Nur für den Einsatz in der Aromatherapie ist es aufgrund der ungleichwertigeren Energien nur bedingt geeignet.

Das hier angesprochene, unverfälschte Rosenöl hat seinen Preis. Da reines Rosenöl ein hochwertiges Konzentrat ist (und mit anderen sollten Sie sich auch nicht zufrieden geben), müssen Sie derzeit für 1 Milliliter reines Rosenöl mit einem Preis von etwa 22 Euro rechnen.

Um den relativ hohen Preis der Rosenessenz zu verstehen, sollten Sie wissen, dass aus zirka fünf Tonnen frischer Rosenblätter, die alle sorgfältig per Hand gepflückt werden, nur ein Kilo Rosenöl gewonnen wird. Für die Gewinnung dieser geringen Menge wird eine Rosenkultur auf einem Hektar gehegt und gepflegt, und für 15 g des kostbaren Rosenöls sind etwa 30.000 Rosen erforderlich. Zudem erfordert der Prozess von der Planzung bis zur Herstellung des Öls einen beträchtlichen Aufwand. Rosenpflücker beginnen ihre Arbeit um 4 Uhr in der Früh und ernten im Schnitt pro Tag 50 kg Rosenblütenblätter. Damit der Ölgehalt der Blüten konstant bleibt, was immer von natürlichen Bedingungen abhängig ist, sammeln die Pflücker nur die halbgeöffneten oder gerade aufblühenden Rosen zu den bestimmten früh morgendlichen Zeiten. Der höchste Ölgehalt in den Blüten lässt sich zwischen 5.30 und 9.00 Uhr morgens nachweisen. Bei einer Pflückung am Mittag läge der Ölgehalt schon um 30-40 % niedriger, gegen Abend bereits um 70 %. Die effektivsten Methoden zur Gewinnung des Öls sind dann die Extraktion und die Destillation.

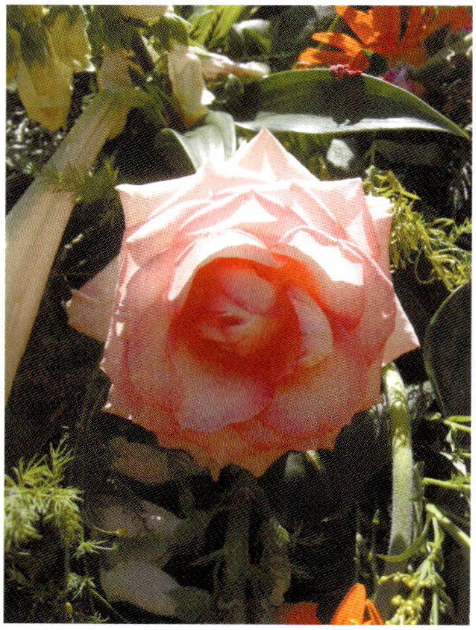

Rosenöl ist z. B. eines der kostbarsten Exportprodukte Bulgariens, dessen Rosenölproduktion ca. 1/4 der weltweiten Produktion ausmacht. Hunderte von Fässern mit reinem Rosenöl werden wie Goldbarren in den Banken Bulgariens gelagert.

Düfte sind Botschaften

Düfte sind in der Tat „unbeschreiblich". Wenn wir versuchen, einen Duft präzise zu beschreiben, fällt uns auf, dass er mit Worten kaum wiederzugeben ist. In der Parfümherstellung oder bei der Benennung eines Weinbuketts und ebenso bei der Rosenzüchtung werden die interessantesten Metaphern verwendet, um den geheimnisvollen Duft oder das Bukett genau zu erfassen.

Dabei wird jeder Mensch eine andere Assoziation haben, da jeder individuell einen Geruch mit Erlebten und Erlernten verbindet.

Düfte sind also Botschaften und Informationen oder auch Erinnerungen, die allesamt im Limbischen System gespeichert werden. In dieser Gehirnregion liegen die Steuermechanismen für die Geheimnisse des Körpers und unseres Seelenlebens verborgen. Das Limbische System empfängt beispielsweise Duftreize direkt, d.h. ohne von den Zentren der Großhirnrinde zensiert zu werden. Einige

Inhaltsstoffe der ätherischen Öle haben selbst eine hormonähnliche Struktur oder sie sind an der Ausschüttung von Hormonen beteiligt. Die Hypophyse ist sozusagen die Zentralstelle der hormonalen Regelungen, von wo aus alle anderen Organe, wie Nebennierendrüsen, Geschlechtsdrüsen oder die Schilddrüse, beeinflusst werden. Manche Düfte wirken euphorisierend, sie regen den Thalamus an, Enzephaline abzusondern. Dadurch wirken sie nicht nur Schmerz stillend, sondern lösen auch Gefühle wie Wohlbefinden und Enthusiasmus aus. Andere wieder besitzen aphrodisische Eigenschaften, sie regen die Hyphopyse an, Endorphine abzusondern, die auch Schmerz stillend, euphorisierend und sexuell stimulierend wirken.

Der Geruchseindruck als Nervenimpuls wird von dem Amygdala und dem Hippocampus als allererstes analysiert. Diese sogenannten Gedächtniszentren spielen eine große Rolle bei emotionalen Reaktionen. Der Impuls eines Geruchseindrucks kann hier sofort eine Erinnerung hervorrufen, egal wie alt sie ist, und leitet ihn an den Hypothalamus weiter. Dieser reagiert wie ein Regulator und Zwischensender, indem er Impulse an mehrere Teile des Gehirns sendet. Somit werden Neurotransmitter freigesetzt, die unsere Gefühle nicht nur beeinflussen, sondern auch erzeugen können. Man kann sich das so vorstellen, dass wir, sobald wir Düfte wahrnehmen, in Sekunden zwischen Annahme oder Ablehnung, zwischen Sympathie und Antipathie, entscheiden. Etwa wie in der Redewendung, dass man jemanden nicht riechen kann. In dem Moment, wo wir einen Duft registrieren, versucht das Unterbewusstsein diesen Geruch mit Erinnerungen in Verbindung zu bringen und mit bereits Erlerntem zu koppeln. So kann der Geruch einer frisch gemähten Wiese die längst vergessenen, glücklichen Ferien bei der Oma auf dem Lande in Erinnerung rufen. Wo immer uns Düfte begegnen, lassen sie unsere Gedanken in Erinnerungen abschweifen.

Verständlicherweise rufen sie nicht ausschließlich unsere liebsten oder angenehmsten Erinnerungen wach. Sie können in bestimmten Situationen Erinnerungen auslösen, die unter Umständen mit traumatischem Erleben in Verbindung stehen. Unbewusste Verhaltens- oder Lebensmuster, die aus derartigen Prozessen resultieren, können durch eine gezielte Auswahl ätherischer Duftöle vermindert oder sogar aufgelöst werden. Die feinstofflichen Energien der Duftöle können unser ganzes Wesen sanft an den Kern der Probleme, der seelischen oder körperlichen Blockaden heranführen, sie können unser Wegweiser sein, um auch die unangenehmen Dinge des Lebens leichter anzunehmen oder zu kompensieren.

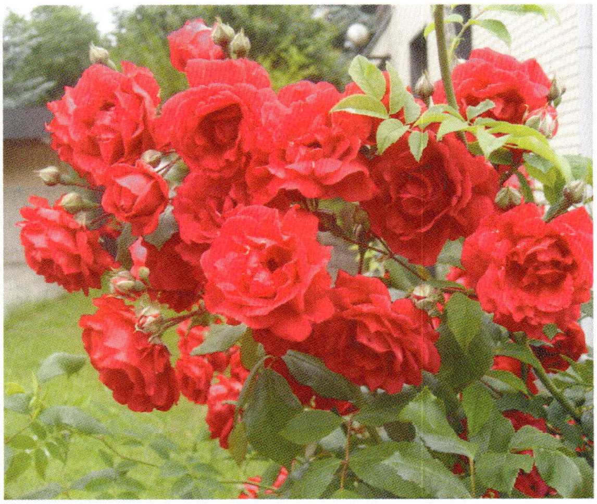

Eine Rose für die Göttin der Liebe

Die Rose wird der Venus, der Göttin der Liebe und der Schönheit zugeordnet. Es heißt, dass die Venus in einem Bett schlief, das mit duftenden Rosenblüten gefüllt war.

Die Essenzen der Rose nehmen harmonisierend Einfluss auf das sichtbare und fassbare Körpergeschehen, ebenso wie auf alle feinstofflichen Bereiche. Ihr lieblicher Duft ist Balsam für die Seele und schmeichelt unseren Sinnen. Die Rose lehrt uns, Liebe anzunehmen und Liebe zu geben. Sie zeigt uns den Weg zu mehr Geduld, Mitgefühl und Anteilnahme. Wann immer wir das Gefühl haben aus dem Gleichgewicht zu geraten, kann die Energie der Rose uns zu neuen, lichtvollen Werten geleiten. Als Blume der Venus ist sie dem Bereich des Herzens zugeordnet. Freude oder großes Glücksgefühl äußert sich in der Redewendung, dass das Herz im Leib zerspringen könnte. Die Rosenessenzen spenden Trost bei seelischen Schmerzen, die von tiefer Trauer, von Depressionen oder wie wir soeben gelesen haben, traumatischen Erlebnissen hervorgerufen sind. Auch bei mangelnder Lebensfreude erfüllen die Düfte der Rosen das kummervolle Herz mit Liebe und Freude.

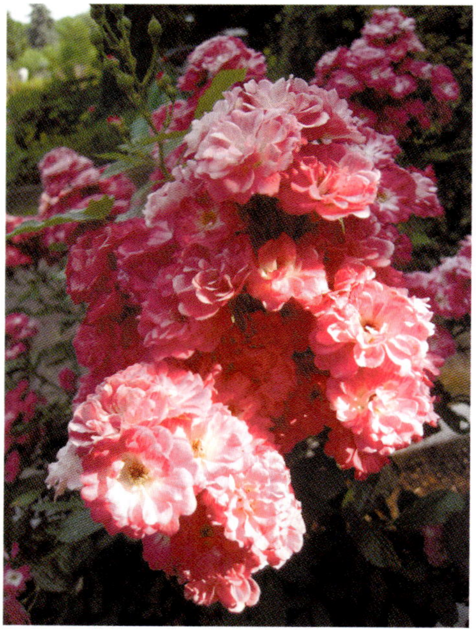

Die Seele der Rose, Essenz der Liebe

Die ätherischen Öle, wie diese geheimnisvollen und wohlriechenden Kostbarkeiten immer bezeichnet werden, haben mit dem Äther nichts im Sinn, bergen wohl aber übersetzt das Wort himmlisch. Diese himmlische Essenz ist das Essenzielle der jeweiligen Pflanze und beinhaltet das individuelle Kraftfeld oder die einzigartige Lebensenergie der Pflanze in konzentrierter Form. Die Rosenessenz als die Kostbarste unter den flüchtigen Essenzen, ist in ihrer einzigartigen Schwingungsfrequenz wie eine himmlische Melodie, wie liebliche Poesie für die Seele. Ihre zarten Energien berühren unser Gemüt und öffnen den Zugang zu unserem Herzen, dem Zentrum der Liebe und Güte.

Es gibt viele Redewendungen, die dem Bereich des Herzens zugeordnet sind. So wir ein besonders großes Glücksgefühl in der Redewendung „dass das Herz im Leib zerspringen könnte“ zum Ausdruck gebracht. Die Natur hat die Rose mit Waffen ausgestattet, die sie ungeachtet ihrer Sanftheit auch zu einer emanzipierten, mutigen und stolzen Kämpferin macht, die sich ihrer Vorzüge und auch ihrer Schwächen wohl bewusst ist. Diese Stärke gibt sie auch an den Menschen weiter. Besonders zur Behandlung von Frauenleiden findet das Rosenöl seine Verwendung, da der Duft der Rose z. B. regulierend auf den Hormonhaushalt eingreift und eine entspannende und krampflösende Wirkung zeigt.

Rosenöl wirkt

● entzündungshemmend	● wundheilend
● antiseptisch	● entspannend
● menstruationsfördernd	● wärmend
● tonisierend	● Licht bringend
● adstringierend	● besänftigend
● Krampf lösend	● pflegend

Ihr Anwendungsgebiet

Nervöse Herzbeschwerden, Bindehautkatarr, Fieber, Kopfschmerzen, Wunden, Zahnfleischentzündungen, Gürtelrose, Herpes, Hautallergien, Hautpflege, Babypflege, Depressionen.

Wie wende ich ätherische Öle an?

Wählen Sie anhand von Fachliteratur die Düfte für Ihre spezifischen Anwendungen aus. Lassen Sie sich dabei nicht zu sehr von Ihrer Ratio leiten, folgen Sie vielmehr Ihrem Instinkt. Die Einnahme von ätherischen Ölen ist außerordentlich wirksam; grundsätzlich sollte die Anwendung jedoch nur unter Anleitung eines erfahrenen Aromatherapeuten erfolgen. Unsachgemäße Einnahme kann zu unerwünschten Nebenwirkungen führen.

● Prinzipiell werden ätherische Öle niemals unverdünnt eingenommen.

Zur Verdünnung eignen sich Weingeist, Honig, Zuckersirup oder beispielsweise Zucker. Den aromatisierten Honig oder Zucker können Sie pur einnehmen oder aber in lauwarmem Tee auflösen. Die ätherischen Öle, die Sie in Weingeist übertragen, geben Sie anschließend tropfenweise auf den Tag verteilt in ein Glas mit Wasser.

● Außerdem sollten die ätherischen Öle nie unverdünnt mit Schleimhäuten in Berührung kommen, erst recht nicht im Bereich der Augen.

Zur Aromatherapie verwenden wir einen Inhalator oder eine Schüssel mit heißem Wasser, wie wir es zur Behandlung von Erkältungskrankheiten kennen, oder eine Duftlampe. Die aus einer kleinen Schale mit Wasser, das durch ein Teelicht erwärmt wird, besteht. Je nach Raumgröße gibt man einige Tropfen des ätherischen Öls in das Wasser, so dass der aufsteigende Wasserdampf die Duftmoleküle in den Raum hineinträgt. Hierbei nehmen die Düfte über die Steuerung des vegetativen Nervensystems auf die Organe und das Gemüt Einfluss.

● Die meisten ätherischen Öle haben zudem eine Keim tötende, desinfizierende und teilweise auch Viren tötende Wirkung.

In Form von Cremes, Salben, Massageölen oder als Badezusätze nehmen wir essenzielle Pflanzenwirkstoffe über die Haut ebenso intensiv auf. Ein Grund- oder Basisöl wird dabei sozusagen als Träger der ätherischen Öle fungieren. Wie ein Schiff vom Wasser getragen wird und mit dem Wasser zu seinem Bestimmungsort gelangt, so sollte das Basisöl die “Seele der Pflanzen” an ihr Bestimmungsziel bringen.

Rezepte: Streicheleinheiten aller Sinne

● Mischen Sie 100 ml Mandelöl mit 1-2 Tropfen Rosenöl und 1-2 Tropfen Kamillenöl für ein sanftes, wundheilendes Babypflege- oder Massageöl.

● Mischen Sie ätherisches Öl Rose und Melisse zu gleichen Teilen in Jojobaöl oder einem anderen guten Basisöl, bei Kopfschmerzen, zur Entspannung bei körperlicher und seelischer Überbeanspruchung, zu Einreibungen und Massage.

Studien in der Russischen Förderation haben ergeben, dass Rosenöl und Melissenöl pur aufgetragen bei Gürtelrose gute Heilerfolge zeigte.

● Bei nervösen Herzbeschwerden oder tiefer Trauer reiben Sie 1 Tropfen Rosenöl über dem Herzen ein.

● Für ein sinnliches Rosenmassageöl geben Sie auf 5 EL Jojobaöl 2 Tropfen Rosenöl und 4 Tropfen Ylang-Ylang.

● Wenn die Haut trocken ist und müde aussieht, geben Sie von dem ätherischen Öl 2-3 Tröpfchen in Ihre Bodylotion oder Tagescreme. Wenn Sie nur den Duft und nicht die Wirkstoffe möchten, vielleicht weil Sie dadurch Hautreizungen bekommen, geben Sie einen Tropfen des ätherischen Öls auf die Innenseite des Cremedeckelchens, so zieht nur der Duft in die Cremesubstanz.

In der Aromalampe

● Rosenöl zum Verdampfen in der Aromalampe hat eine stärkende, harmonisierende und ausgleichende Wirkung auf die seelische Verfassung. 1-2 Tropfen genügen, bei großen Räumen nehmen Sie eventuell mehr.

Rosenöl in Verbindung mit Jasmin, Patschuli, Sandelholz, und Ylang-Ylang ist eine wundervolle Mischung zur Meditation oder Entspannung.

Rose mit Limone, Muskatblüte, Sandelholz, Zimt und Zitrone kann zur energetischen Reinigung zusammengestellt werden.

Anregend wirken Mischungen mit Rosmarin und Kiefer, die Konzentration stärken Sie mit Ingwer, Salbei und Zedernholz.

Zum Badevergnügen

- Für ein Wannenbad müssen Sie das ätherische Öl auf jeden Fall mit einem Emulgatorersatz vermengen, sonst verbindet es sich nicht mit dem Wasser und würde wie ein Fettfilm auf der Oberfläche schwimmen. Verschiedene Möglichkeiten stehen zur Auswahl:

- Auf ca. 100 ml Sahne oder mehr geben Sie etwa 6 Tropfen der Rosenessenz und fügen die Mischung dem Badewasser bei.

- Oder Sie mischen Rosenöl unter 4-5 EL Honig.

- Sie können das Rosenöl auch mit einer neutralen Seifengrundlage vermengen.

- Entgiftende und Immunabwehr stärkende Wirkung haben Meersalzbäder. Meersalz ist reich an Mineralstoffen, die auch über die Haut vom Körper aufgenommen werden.

Auf 500 g Meersalz träufeln Sie etwa 6 Tropfen Rosenessenz und schütteln es kräftig. Lassen Sie es vor Gebrauch noch 3-4 Tage durchziehen und fügen es dann Ihrem Badewasser bei. Meersalzbäder werden nicht zu heiß und nicht länger als 15 Minuten angewendet, da sie sonst den Kreislauf belasten können.

- Heilerdebäder sind auch unkompliziert herzustellen. Heilerde weist eine hohe Absorptionsfähigkeit auf, wirkt auf die Durchblutung fördernd, entgiftend und entzündungshemmend. Ideale Behandlungsergebnisse wurden bei innerlicher wie äußerlicher Anwendung bei Hauterkrankungen, rheumatischen Beschwerden, Gicht, Allergien, Verbrennungen erzielt. Heilerde können Sie mit ätherischen Ölen anrühren und für Bäder, Umschläge, Gesichtsmasken u.ä. zubereiten.

- Kleie reinigt die Haut und macht sie samtig weich. Auch bei entzündeter, gereizter Haut lindert sie die Beschwerden.

Auf 200 g Kleie geben Sie ca. 6 Tropfen Rosenessenz für ein Bad. Sie können die Kleie auch in einem kleinen Leinensäckchen in das Badewasser hängen.

Kompressen

- Für Kompressen geben Sie in eine große Schüssel kochend heißes Wasser und fügen etwa 5 Tropfen ätherischen Rosenöles hinzu. Tauchen Sie ein kleines Handtuch hinein, wringen es aus und legen es auf die entsprechenden Körperteile. Kompressen entspannen und öffnen die Hautporen. So können die ätherischen Öle noch tiefer in die Haut eindringen. Das ist nicht nur zur Schönheitspflege, sondern auch bei Magenschmerzen, Nackensteifigkeit, Menstruationsbeschwerden oder Gelenkschmerzen vorteilhaft.

● Kalte Kompressen sind bei Entzündungen, Kopfschmerzen, Schwellungen oder Fieber wirksam.

In der Küche

● Rosenessenzen halten noch mehr Überraschungen bereit. 3 Tropfen (maximal) ätherischen Rosenöls in Pudding, geschlagener Sahne oder in Sahnecremes für Torten geben den Speisen einen ganz besonderen Reiz. Ebenso können Sie mit ätherischen Ölen zahlreiche Gerichte, Soßen oder Desserts verfeinern. Das geht natürlich auch mit anderen ätherischen Ölen wie Zitrone, Orange, Mandarine, Zimt u.a.m.

● Honig kann mit ätherischem Rosenöl verfeinert werden. Auf ein 500 g Glas Honig geben Sie je nach Geschmack 4-6 Topfen Öl. Die beruhigenden, Keim tötenden, entzündungshemmenden Wirkstoffe beider Naturprodukte können sich wunderbar ergänzen und auch als Brotaufstrich ihre Wirkstoffe entfalten. Für kleine Kinder, die unter Zahnbeschwerden leiden, kann der Rosenhonig zum Einreiben des Zahnfleisches verwendet werden.

● Tee können Sie mit ätherischen Ölen aromatisieren, indem Sie 1-2 Tropfen auf 100 g Teeblätter geben und das Ganze gut eine Woche, je nach Intensität des Öls, verschlossen stehen lassen. Dann ist der gesamte Tee von den Aromen durchzogen und Sie können ihn wie gewohnt zubereiten.

Heilende Impulse: Bachblüten – Therapie

Dank der Forschungen von Dr. Edward Bach (1886 - 1936) haben Blütenessenzen bis heute Millionen von Menschen helfen können.

Dr. Edward Bach gelangte bei seiner Tätigkeit als Mediziner anhand seiner Erfahrungen und einer außerordentlichen Intuition zu der Einsicht, dass die Heilung einer Krankheit nicht allein über die Behandlung der Symptome erfolgen kann, sondern vielmehr die Ursache für die Erkrankung, die häufig im emotionalen Bereich zu finden sei, erforscht werden müsse.

Eine seiner grundlegenden Beobachtungen war die, dass die Reaktionen und Symptome auf ein und dieselbe Krankheit durchaus sehr unterschiedlich ausfallen konnten, während sich bei Patienten mit ähnlichen Charaktereigenschaften bei den unterschiedlichsten Erkrankungen die gleichen Symptome feststellen ließen.

Ferner ging er davon aus, dass Blüten ebenso wie Menschen ihre eigene Persönlichkeit haben, und viele Persönlichkeitsmerkmale der Menschen sich in den

Pflanzen widerspiegeln. Die Blüten haben seiner Auffassung nach sogar besondere Fähigkeiten, die exakt den menschlichen Emotionen entsprechen. Dr. Bach ordnete seine Arzneien 12 Persönlichkeitstypen zu, die spezifische, besonders offensichtliche Merkmale aufwiesen wie z. B. Unentschlossenheit, übertriebene Begeisterung oder Besorgnis und behandelte sie mit seinen Blütenessenzen.

Damit war die Geburtsstunde der 38 Heiler, wie die Bachblüten häufig auch bezeichnet werden, eingeläutet.

Dr. Bach fand heraus, dass Menschen, die an der gleichen Krankheit litten, unterschiedliche Reaktionen und Symptome aufweisen. Zudem stellte er fest, dass Patienten mit ähnlichen Charaktereigenschaften auf verschiedene körperliche Erkrankungen in etwa gleich reagierten, gleichgültig wie unterschiedlich die Erkrankung auch sein mochten. Somit ordnete er Menschen bestimmter Charaktere 12 Gruppen zu, die sich durch spezifische, besonders offensichtliche Merkmale definieren ließen. Die Gruppen gliederten sich in Menschen, die bei-

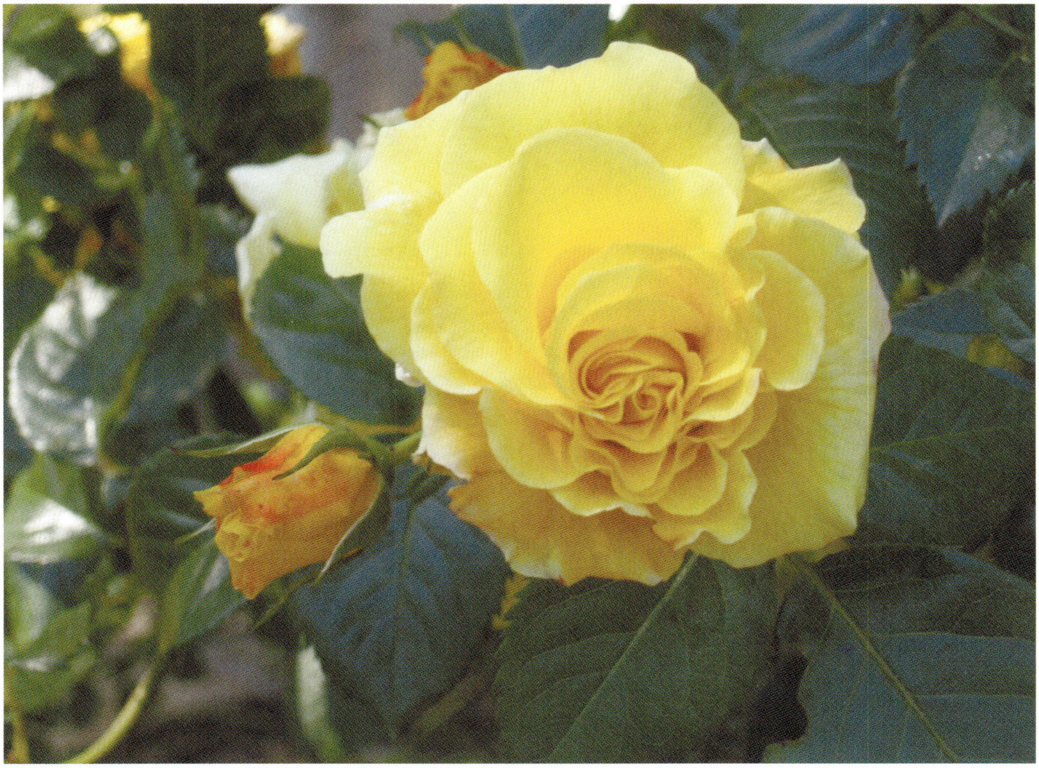

spielsweise an Unentschlossenheit leiden, die von Entsetzen und Panikgefühlen geplagt sind, die unter Unsicherheit oder unter diffusen Ängsten leiden. Andere ordnete er in die Gruppe derer, die sich mehr Sorgen um andere als um sich selbst machten oder die überbegeistert jedem Trend folgen usw.

Welchen Einfluss oder welche Anziehungskraft die Essenzen auf Körper, Geist und Seele ausüben, lässt sich am besten durch einen Auszug von Dr. Bachs Vortrag aus dem Jahre 1931 wiedergeben. „Die Wirkung dieser Arzneien besteht darin, dass sie unsere Schwingungen anheben und unsere Gefäße für die Aufnahme unseres geistigen Selbst öffnen, dass sie unser Wesen mit der bestimmten Tugend erfüllen, deren wir bedürfen, und den Fehler hinauswaschen, der Schaden und Leid verursacht. Sie heilen nicht durch einen Angriff auf die Krankheit, sondern indem sie unseren Körper mit den schönen Schwingungen unseres höheren, geistigen Wesens überfluten, in dessen Anwesenheit Krankheit hinwegschmilzt wie Schnee in der Sonne."

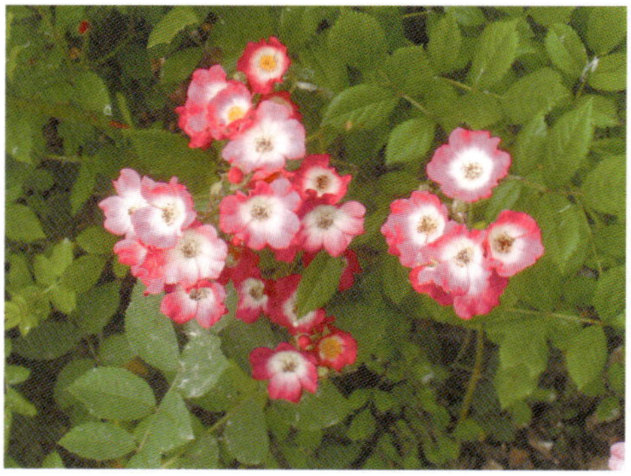

Es ist schwer nachvollziehbar, dass in einem kleinen unscheinbaren Tropfen ein metaphysisches Wunder verborgen liegt. Dass wir uns über die Essenz einer Pflanze, deren Wirkstoffe nicht einmal mehr mikroskopisch feststellbar sind, heilende Impulse zuführen. Und doch ist es so. Mit ihren subtilen, ihren gesamten innewohnenden Kräften, teilen sie sich in all unseren feinstofflichen Bereichen mit und führen uns zu innerer Ausgeglichenheit und zu innerem Frieden. Ausführliche Fachliteratur berät Sie zu diesem Thema und hilft Ihnen, den Umgang mit den Essenzen zu erlernen, oder Sie ziehen einen geschulten Bachblütentherapeuten zu Rate.

Die in Sonnen- oder Kochmethode hergestellten homöopathischen Aufbereitungen der Essenzen enthalten nur noch Wasser und zur Konservierung etwas Alkohol. Sie sind bereits im Verhältnis 1:240 verdünnt und verursachen keinerlei Nebenwirkungen. Weiterhin lassen sie sich zu allen Therapien ergänzend anwenden, ohne deren Verlauf zu beeinträchtigen.

● Wenn Sie eigenverantwortlich eine oder mehrere der Essenzen anwenden möchten, geben Sie in ein 30 ml Pipettenfläschchen destilliertes oder stilles abgekochtes Wasser und 3 Tropfen der Essenz aus den Stockbottles.

Dann wird alles kräftig geschüttelt, damit sich die Energie der Pflanzenkräfte auf das Wasser übertragen kann. Zum Gebrauch träufeln Sie hiervon 2 Tropfen unter die Zunge. Lassen Sie die Mittel noch etwas im Mund, bevor Sie es hinunterschlucken. Die erste Einnahme sollte am Abend vor dem Zubettgehen erfolgen, danach nehmen Sie wieder morgens, mittags und abends je 2 Tropfen ein.

Wildrose: Mangelndes Selbstvertrauen

In der Bachblütentherapie wird die Essenz der Wildrose verwendet. Für Menschen, die sich innerlich aufgegeben haben, ist diese Blüte von großer Bedeutung. Die Betroffenen haben den Sinn des Lebens aus den Augen verloren. Nichts macht mehr Freude, apathisch und interesselos ergeben sie sich ihrem Schicksal. Sie haben aufgehört, sich aktiv an ihrem Leben zu beteiligen. Resigniert und teilnahmslos lassen sie alles über sich ergehen. Sie klagen nicht! Passiv erdulden sie ihr Leben, weil sie nicht mehr die Kraft haben, etwas zu verändern. Alles, was einmal wichtig war, hat an Wertigkeit verloren, es wird ihnen in zunehmendem Maße gleichgültiger, was um sie herum geschieht oder was aus ihnen wird.

Visualisierungsübung

Sie können Ihre Erfahrungen über die harmonisierende Wirkung der Rose auch mit Visualisierungsübungen vertiefen. Ich habe vor einigen Jahren, als ich meine Ausbildung zur Gesundheitspraktikerin belegte, folgende Übung nach einer Vorgabe aus dem Buch der Heilübungen von Christa Muths asugearbeitet. Therapeutisch symbolisiert diese Übung unser inneres Wachstum und öffnet unser Herz für die liebevolle Annahme unseres Wesens. Mit der hier vorgestellten Übung betreten wir einen Rosengarten, der symbolisch den Garten unserer Seele darstellt. Diesen Garten können wir nun gestalten, anschauen oder erforschen. Wir haben die Wahl, ob wir nur schauen, um herauszufinden auf welchen Pfad des Lebens wir uns derzeit befinden, oder ob wir, nachdem wir uns alles in dem Rosengarten angesehen haben, aktiv mitwirken. Durch das Mitwirken, oder in Form bringen des Rosengartens nehmen wir Einfluss auf unsere Lebenssituation, die unserem Leben eine neue Struktur, eine neue oder andere Form verleiht. In Form bedeutet: die In-formationen unseres unteren Selbst für unser Wohlergehen umzuwandeln, anzunehmen oder auch loszulassen. Wir haben die Möglichkeit andere Sichtweisen zu erkennen, sie zuzulassen und mit ihnen notwendige Korrekturen in unseren Alltagsrhythmus zu integrieren. Versuchen Sie die Bilder, also die In-Formationen, die während der Übung auftauchen, vorerst einfach nur anzusehen, ohne sie zu bewerten oder zu beurteilen. Merken Sie sich nur genau, was geschehen ist, ohne das Erlebte gedanklich beeinflussen zu wollen oder irgendetwas zu erwarten. Später, nachdem Sie erkannt haben, was z.B. in Ihrem Leben Kraft zehrt oder zu Beschwerden führt, können Sie gezielt in den Rosengarten hineingehen und ihn nach Ihren Vorstellungen umgestalten.

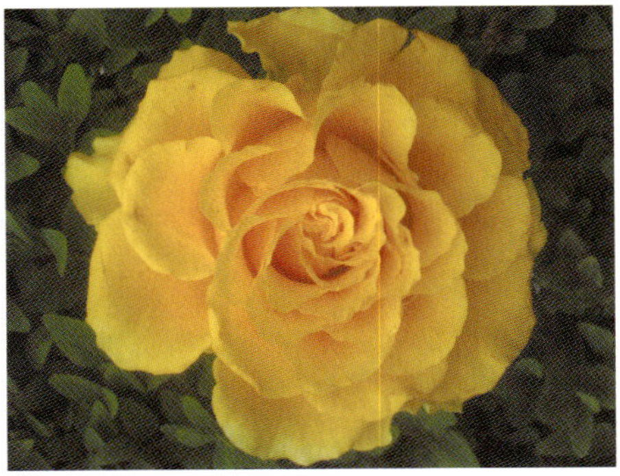

Für solch eine Übung brauchen Sie etwas Zeit und einen ruhigen Ort. Sie sollten sicher stellen, dass Sie während dieser Zeit nicht gestört werden. Am besten stellen Sie daher auch das Telefon ab. Ob Sie im Liegen oder Sitzen meditieren möchten, das bleibt Ihnen überlassen. Es kommt nur darauf an, dass Sie sich während der Übung wohl fühlen.

Sie können sich die Übung auf Kassette sprechen. Lassen Sie dann einige Minuten Atempausen, wo im Text Pünktchen .... (Pause) angezeigt sind. Unterstreichen Sie die Übung mit meditativer Musik oder mit ätherischen Ölen aus dem Duftlämpchen. Ihr Unterbewusstsein liebt solche Rituale und je häufiger Sie in gleicher Weise vorgehen, desto intensiver gelingt die Übung.

Heilübung – Rosengarten

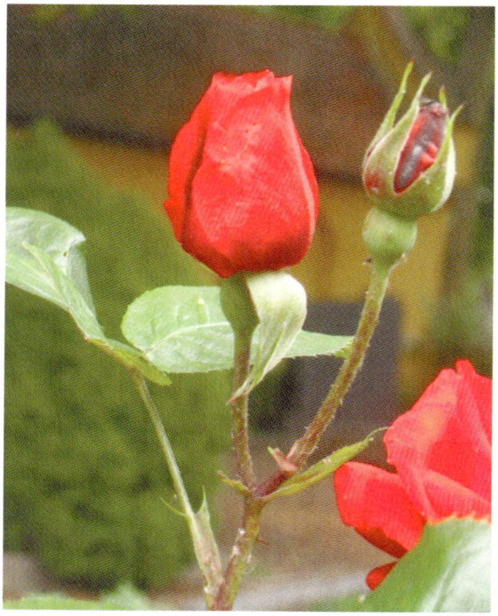

Wir beginnen die Übung mit der Konzentration auf den Atem. Achten Sie darauf, wie Ihr Atem durch die Nase tief hinunter in den Bauchraum fließt und den Brustkorb ausfüllt. Erzwingen Sie nichts. Lassen Sie es einfach geschehen. Indem Sie Ihrem Atem folgen, kommen Ihre Gedanken allmählich zur Ruhe. Sollte es nicht so sein, ärgern Sie sich nicht darüber, es wäre fast ein Wunder, wenn es sofort gelingt. Denken Sie auch nicht darüber nach, wieso sich die Gedanken nicht abstellen lassen, fahren Sie einfach unbeeindruckt dessen, was geschieht, mit Ihrer Atemkontrolle fort. Wenn Sie zur Ruhe gekommen sind, beginnen Sie mit der Übung.

Stellen Sie sich so bildhaft wie möglich einen Rosengarten vor. Achten Sie darauf, wie er sich gestaltet, und verändern Sie ihn nicht gewaltsam. Seien Sie einfach nur Beobachter. Es ist der Rosengarten Ihrer Seele. Es kann ein heller freundlicher Ort sein, ebenso ein dunkler oder traurig stimmender Ort. Alles ist zulässig! Schauen Sie ihn sich genau an. Wächst dort viel Unkraut? Blühen die Rosen? Sehen sie gesund und kräftig aus, oder verkümmern sie? Vielleicht sind die Pflanzen durstig, dann fragen Sie, wonach es ihnen dürstet. Dürstet es ihnen nach Zuwendung, Freude, Ruhe, Vitalität, oder fehlen gewisse Nährstoffe, haben sie Hunger, wonach hungern sie? Verweilen Sie noch ein wenig und beobachten alles.......... (Pause)

Dann gehen Sie weiter durch die Gartentür hindurch, die Sie nun vor sich sehen. Neugierig betreten Sie wieder einen Rosengarten, den Garten Ihres Herzens. Schauen Sie sich um. Ist es ein Rosengarten wie Sie ihn lieben? In dem Sie sich rundum geborgen und wohl fühlen? Oder ist da etwas, was Sie verunsichert, was

Sie schmerzt? Vielleicht tauchen Tiere auf, Personen, wer oder was auch da sein mag, haben Sie keine Angst, es kann nichts geschehen. Sie sind nur Zuschauer, so als sähen Sie sich einen Film an. Wenn Sie wollen, können Sie fragen, ob es eine Botschaft für Sie gibt und wenn ja, wie diese lautet........... (Pause)

Sie gehen weiter durch den Rosengarten und wieder sehen Sie eine Gartentür, durch die Sie hindurchgehen. Sie betreten den Garten Ihres Seins, Ihres göttlichen Wesens. Sehen Sie sich alles an. Befinden Sie sich in einem harmonisch gestalteten Garten? Blühen und duften die Rosen in all ihrer Pracht und in bezaubernden Farben? Was sehen Sie? Die Sonnenstrahlen auf den Blüten? Eine Quelle, die Ihre Rosen speist? Trinken Sie auch davon. Spüren Sie die Heiterkeit und den Frieden an diesem Ort? Vielleicht ist dort eine Bank, auf die Sie sich setzen können und von der aus Sie die Umgebung betrachten können. Atmen Sie bewusst die Kraft ein, die dieser Ort verströmt. Bitten Sie die Energie dieses Ortes Sie zu stärken und darum, dass Sie davon in Ihren Alltag etwas mitnehmen können. .... (Pause)

Wenn Sie dort genug verweilt haben, kehren Sie in Ihr Tagesbewusstsein zurück. Danken Sie dem Ort für seine Hilfe und sagen ihm, dass Sie bald wiederkommen.

Und nun recken Sie sich kräftig, um wieder ich-bewusst am Alltag teilzunehmen.

Wohlgerüche für viele Gelegenheiten

Ebenso wie in der Aromatherapie Düfte unser Gemüt bewegen, unsere Emotionen und Körperfunktionen beeinflussen, können wir auch mit vielen anderen Erzeugnissen aus der Natur unsere Sinne verwöhnen und unser Wohlbefinden steigern.

Es muss noch nicht mal was kosten, denn in Feld und Flur finden Sie fast alles, was Sie brauchen. Kornblumen, Veilchen, Gänseblümchen, Schafgarbe, Rainfarn, Waldmeister, Kamille, verschiedene Gräser, Bucheckern, Erlen- oder Tannenzapfen, Rinde, Wurzeln, Moos, Mohnkapseln, Vogelbeeren, Hagebutten und allerlei mehr.

Ergänzt mit getrockneten Rosen und anderen Blumen stellen Sie daraus die schönsten Kräutersträuße, Blumenkränzchen, Trockengestecke, Schalen mit Potpourris oder Duftkissen her. Beim Erschaffen dieser duftenden Kreationen ist natürlich erlaubt was gefällt! Damit Sie jedoch lange Freude an Ihren Düften haben, ist es gut, wenn Sie sich an gewisse Grundregeln halten.

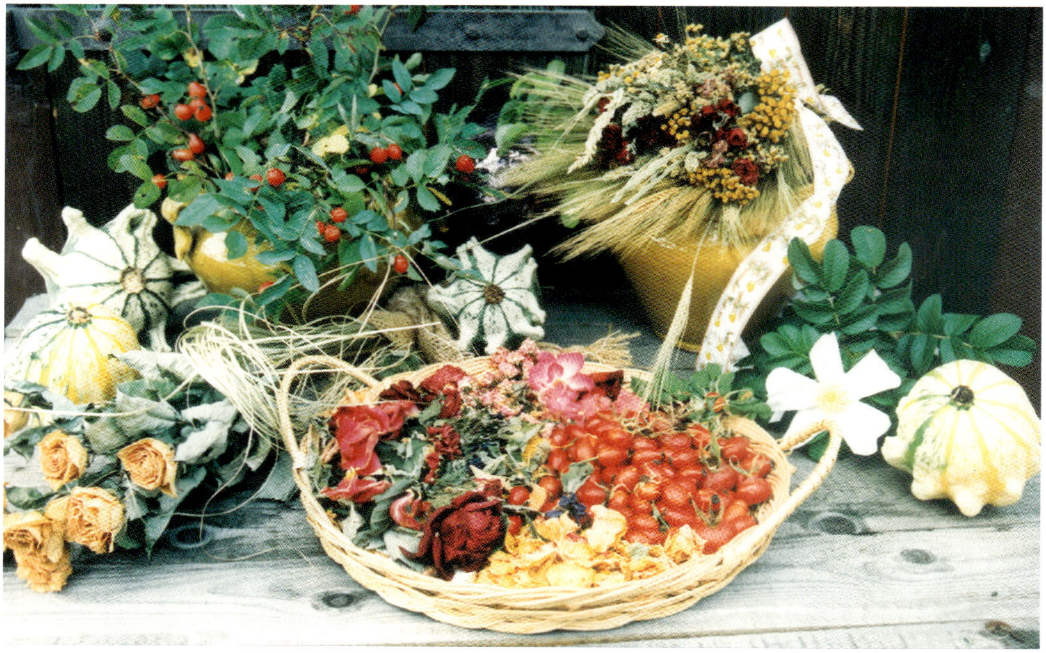

Was brauche ich für ein Potpourri?

Trockene Potpourris stellen Sie aus Blüten, Blättern, Kräutern, Gewürzen, Fixiermittel und ätherischen Ölen zusammen.

Sie können bereits getrocknete Blumen kaufen oder Blüten und Blätter selber sammeln und trocknen.

Rosen behalten nach dem Trocknen fast ihre ursprüngliche Farbe. Rosenblüten oder Knospen von Zierrosen, die in einer offenen Schale Verwendung finden, dürfen zum Trocknen nicht zu weit aufgeblüht sein, sonst rieseln die Blütenblätter bald ab. Für ein Duftsäckchen ist das unwichtig oder gar erwünscht. Hierfür wird die voll erblühte Rose vom Kelch gezupft und die einzelnen Blättchen getrocknet. Wildrosenblüten schrumpfen durch das Trocknen auf ein Minimum zusammen. Damit die Blättchen nicht abrieseln, dürfen sie beim Pflücken gerade erst Farbe zeigen.

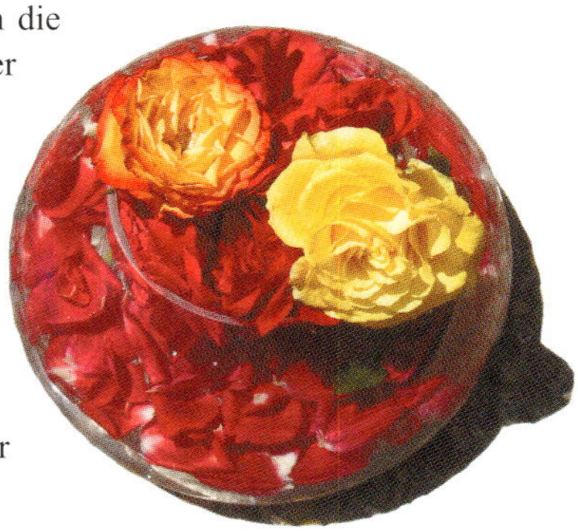

Gewürze sollen die Blütendüfte, die leider mehr oder minder schnell nachlassen, verstärken. Dazu gehören weihnachtliche Aromen, verströmende Gewürze wie Zimt und Nelken, Muskatnuss, aber auch getrocknete Orangen- oder Zitronenschalen.

Ätherische Öle geben den Potpourris die ausschlaggebende Note. Sie sollen eine harmonische Ergänzung zu den anderen Zutaten darstellen. Wenn das Potpourri seinen Duft verliert, können Sie ätherisches Öl nachträufeln.

Fixiermittel dienen dazu, die Düfte zu bewahren. Heute werden Fixiermittel nicht mehr vom Pottwal (Amber) oder vom Moschusochsen (Moschus) gewonnen. Im Interesse des Artenschutzes nehmen wir heute Benzoeharz, Vetiveria, Iriswurzel, Eichenmoss oder Storax. Erhältlich sind diese Zutaten zumeist in der Apotheke.

Die hier erwähnten Zutaten sind für trockene Potpourris zusammengestellt, d.h. sie können in einer Schüssel zusammengemischt und dann direkt in die vorgesehenen Gefäße gegeben werden. Da zur Fixierung manchmal Pulver gebraucht werden, ist es vorteilhafter, erst alle Zutaten in einer Schüssel zu vermischen, damit Ihr schönes Potpourrigefäß nicht völlig zugestaubt wird.

Duftsäckchen und duftende Kräuterkissen

Duftsäckchen oder Kräuterkissen sind schon seit Jahrhunderten bekannt und wohl bis heute niemals aus der Mode gekommen. Sie finden überall ein Eckchen. Am sinnvollsten werden sie dort platziert, wo Sie auch etwas davon haben. Auf Tischchen, in Regalen, auf dem Sofa, zwischen der Wäsche im Kleiderschrank, im Bad oder Kinderzimmer, - natürliche, harmonisch zusammengestellte Düfte sind niemals fehl am Platz. Oder Sie fertigen solch ein Duftsäckchen als kleines Mitbringsel für Ihre Freunde an. Kleine Stoffsäckchen sind schnell genäht und mit hübschen Spitzen verziert und mit farbigen Schleifen kann man sie harmonisch der Umgebung anpassen. Kleine Zierkissen kann man auch überall kaufen, aus Baumwolle oder Leinen z.B. Sie müssen auf jeden Fall zum Befüllen mit einem Reißverschluss versehen sein.

Der Inhalt für die Kissen oder Säckchen muß nicht so geordnet sein wie für die Potpourris, er zerbröselt sowieso mit der Zeit. Ich habe grundsätzlich ein Säckchen am Kopfkissen liegen, das kann schon ruhig einmal geknautscht werden. Durch schütteln oder drücken setzen sich die Duftmoleküle erneut frei und es riecht sofort wie frisch gefüllt. Für große Kräuterkissen nehme ich als Grundfüllung auch Kräutertees, die von meiner letzten Sammelsaison übriggeblieben sind und füge Farnkraut hinzu. Dann ergänze ich mit duftenden Rosen- oder Lavendelblüten, Minze, Majoran, Thymian oder was sonst vorhanden ist. Da muß jeder seinen Duftvorlieben den Vorzug geben. Sie werden sehen, selbst diese verändern sich ständig, - Düfte die man heute innig liebt, müssen nicht dieselben wie in einigen Monaten sein. Düfte spiegeln ja unsere momentanen Emotionen wieder.

Herrliche Duftrosen

Beetrose	Träumerei	rosa gefüllt
Beetrose	Manou Meilland	rosa gefüllt
Edelrose	Duftgold	gelb gefüllt
Edelrose	Erotika	rot gefüllt
Wildrose	Rosa gallica	rosa einfach
Wildrose	Rosa pimpinellifolia	creme einfach
Kletterrose	New Dawn	perlmutt gefüllt
Kletterrose	Symphatie	rot gefüllt
Rugosa Hybride	Gelbe Dagmar Hastrup	gelb halbgefüllt
Rugosa Hybride	Polareis	rosa gefüllt
Strauchrose	Maigold	gelb gefüllt
Strauchrose	Westerland	halbgefüllt

Rezepte für allerlei Duftvergnügen (Potpourri)

Rosenpotpourri

So geht's

Zaubern Sie sich mit dieser würzigen Duftmischung doch ein hübsches Potpourri. Alle Gefäße sind geeignet, um aus den Blüten und Aromen ein Arrangement herzustellen, z.B. alte Hutschachteln, geflochtene Körbchen, Schuhschachteln, Glas- oder Tonschalen.
Der schwere Weihrauchduft passt gut ins Wohnzimmer und harmonisiert besonders gut mit dem süßen Duft der Rosen.

1/2 L getr. leicht geöffnete Rosenknospen und Blätter
1/2 L getr. gemischte Blumen sowie
30 g Lavendelblüten
30 g Zitronenmelisse
2 TL Zimtpulver
1 TL Gewürznelken
1 TL Koriandersamen
5 Tr. ätherisches Öl Orange
2 Tr. ätherisches Öl Weihrauch

Duftsäckchen

So geht's

Duftsäckchen finden in jedem Raum Platz. Aus Stoffen, die zur Einrichtung passen, mit Spitzen und Rüschen verziert, verschiedene Formen, ob aus Seide oder Leinen, der Phantasie sind keine Grenzen gesetzt. Überall verströmen sie einen wunderbaren Duft und sind Zierde zugleich.

1/2 L Rosenblütenblätter
1/2 L gemischte duftende Hölzer
30 g Lavendelblüten
30 g gehackte Edeldistelwurzel,
2 TL zerdrückte Koriandersamen
2 Tonkabohnen
4 Tr. ätherisches Öl Rosenholz
3 Tr. ätherisches Öl Zedernholz

ORIENTPOTPOURRI

1 L gemischte Blütenköpfe
60 g Rosengeranienblätter
30 g Benzoeharz
1/2 gemahlene Muskatnuss
2 TL Zimt
Schale von je
1/2 Orange und Zitrone
4 Tr. Ylang -Ylang
2 Tr. ätherisches Öl Geranie
1 Tr. ätherisches Öl Patschuli

So geht's

Erst wenn Sie alles gemischt und in einer hübschen flachen Schale eingefüllt haben, dekorieren Sie mit Jadegrün gefärbten Perlpfötchenblüten und ganzen Rosenknospen.

BEERENPOTPOURRI

1/2 L buntes Herbstlaub
1/2 L dicke und schmale Hagebuttensorten, Weißdornbeeren o. a.
30 g Benzoeharz, gemahlen,
30 g Lavendelblüten
4 Tonkabohnen
2 zerbrochene Zimtstangen
1 TL Gewürznelken
4 Tr. ätherisches Öl Rosenholz
2 Tr. ätherisches Öl Myrre

So geht's

Diese Duftmischung passt sehr gut in den Eingangsbereich, wie z. B. im Hausflur auf der Treppe, oder einem kleinen Tischchen. Oder platzieren Sie sie in Ihrer Nähe, genießen die Farben, den Duft und gönnen sich mit einem Tässchen Tee eine wohlverdiente Pause.

Hinweis

Tonkabohnen stammen vom Tonkabaum, einem Schmetterlingsblütengewächs. Hauptsächlich wächst er in Nordbrasilien oder Guayana. Die Tonkabohnen werden etwa 3-5 cm lang. Sie dienen auch zur Geruchsverbesserung im Schnupftabak. Erhältlich sind sie in Bastel- oder Floristikgeschäften.

Potpourri Waldspaziergang

So geht's

Wenn Sie keine Patschuliblätter bekommen können, verwenden Sie stattdessen ein anderes Blatt und ergänzen den Duft mit ätherischem Öl Patschuli, was dem Potpourri den erdigen Waldduft verleiht. Dieses eher dunkelgehaltene, an Walderde erinnernde Potpourri passt am besten in die Herbst oder Winterzeit. Im Sommer nehmen wir lieber fröhliche Farben und beschwingte Düfte.

- *85 g rosa Rosenknospen*
- *55 g rote Rosenblütenbätter*
- *110 g Patschuliblätter*
- *55 g Hibiskusblüten*
- *55 g Stückchen der Zedernrinde*
- *35 g Pfingstrosenblütenblätter*
- *30 g Iriswurzel, gemahlen*
- *8 Tr. ätherisches Patschuliöl*

Rosenkissen

So geht's

Für ein kleines Duftsäckchen reicht diese 60 g Mischung. Falls Sie mehr davon gebrauchen, vervielfachen Sie einfach die angegebenen Mengen. Sobald der Duft nachlässt, reicht es anfangs aus, wenn Sie das Säckchen etwas schütteln oder ganz leicht drücken.

- *30 g Rosenblütenblätter*
- *15 g Pfefferminzblätter*
- *15 g ganze Gewürznelken*
- *2-3 Tr. ätherisches Öl Rose*

Gewürzsäckchen

30 g Rosenblütenblätter
15 g zerstoßene Zimtstangen
15 g zerkleinertes Eichenmoos
15 g gemahlener Nelkenpfeffer
15 g Rosmarinzweige, auch zerstoßen
30 ganze Gewürznelken
1 Tonkabohne
2-3 Tr. ätherisches Öl Bergamotte

So geht's

Von dieser Mischung können Sie drei kleine Duftsäckchen machen, die im Flur, in der Küche oder im Esszimmer gut passen. Wenn Sie die Menge auf fünf Säckchen verteilen, sind sie gerade groß genug, um in Schubladen zwischen der Wäsche Platz zu finden. Aber ich bin sicher, Sie wissen schon, wohin Sie all die wunderbaren Düfte platzieren.

Duftsäckchen Zitrus

250 ml Rosenblütenblätter
250 g Lavendelblüten
30 g Ysop
geriebene Schale von je 1/2 Orange und Zitrone
1 TL gemahlene Muskatnuss
4 Tr. ätherisches Öl Kuskusgras
2 Tr. ätherisches Öl Lavendel
1 Tr. ätherisches Öl Rose

So geht's

Diese duftige Mischung passt sehr gut ins Badezimmer, dann werden Sie schon morgens mit belebender Frische begrüßt.
Falls Sie kein ätherisches Kuskusgrasöl erhalten, verwenden Sie ersatzweise Lemongrasöl. Die ätherischen Öle träufeln Sie beim Nachlassen der Düfte erneut auf.

Duftsäckchen

So geht's

In einer Schale oder in ein Duftsäckchen gefüllt, kann diese Muntermachermischung ihren anregenden Duft verströmen. Von daher passt sie auch am besten in ein Badezimmer, oder zum fit bleiben ins Büro.

1/2 L Rosenblütenknospen

1/2 L Zitronenmelisse und zerkleinerte Kiefernnadeln,

30 g Lavendelblüten

30 g gemahlenes Benzoeharz

2 TL zerstoßene Jamaikapfefferkörner

6 Sternanis

Schale von 1 Zitrone

4 Tr. ätherisches Öl Kiefernnadel

2 Tr. ätherisches Öl Zitrone

1 Tr. ätherisches Öl Rose

Haltbarkeit von Schnittrosen

An Rosensträußen können Sie mehrfach Freude haben. Erst als herrlicher Vasenschmuck und später als Trockenstrauß. Wenn Sie nach einigen Tagen sehen, dass die Pracht langsam zu verwelken beginnt, und die Rosen in der Vase die Köpfchen hängen lassen, nehmen Sie den Rosenstrauß und hängen ihn zum Trocknen weg. Später können Sie die Trockenrosen für ein Potpourri, Duftsäckchen oder Trockengesteck zu neuen Ehren kommen zu lassen.

Um lange Freude an einem Rosenstrauß zu haben, gibt es zwar kein Zaubermittel, aber einige Tipps, die das Vasenleben etwas verlängern können, gibt es schon.

Rosen aus dem eigenen Garten sollten wir in den frühen Morgenstunden schneiden. Mittags ist z.B. der Wassergehalt der Rose am niedrigsten, vor allem an heißen Sommertagen. In der Vase würden diese bereits geschwächten Rosen schnell die Köpfe hängen lassen. Gerade aufblühende Blüten haben den passenden Schneidezeitpunkt. Sind sie noch hart und knospig, gehen sie in der Vase nicht auf. Nachdem die Rosen mit einem Schrägschnitt abgeschnitten wurde, werden sie sofort ins Wasser gestellt. Bereits fünfzehn Minuten später können die Leitungsbahnen in ihren Stielen schon nicht mehr so viel Wasser transportieren wie die Rose benötigt. Leicht erwärmtes Wasser erleichtert der Pflanze die Wasseraufnahme. Eiskaltes Leitungswasser hat mehr Sauerstoff als warmes und hätte zur Folge, dass die Leitungsbahnen wieder verstopfen. Sofern man die Rosen nicht direkt ins Wasser stellen kann, wickelt man sie vorübergehend in feuchtes Zeitungspapier.

Bevor die Rosen in die Vase gestellt werden, entfernt man die untersten Stacheln und die Blättchen, die evtl. vom Wasser bedeckt wären, um Fäulnisbildung zu vermeiden.

Mit einem sehr scharfen Messer schneidet man die Rosen ca. vier Zentimeter schräg an. Das hat den Vorteil, dass die Rose über eine größere Fläche Wasser aufnehmen kann, und nicht direkt mit dem Stielende auf dem Vasengrund aufsteht. Das Vasenwasser muss täglich gewechselt werden, wobei die Rosen gleichzeitig erneut angeschnitten werden.

Schnittprofis bedienen sich eines Tricks, um die Haltbarkeit der Vasenrosen zu verlängern. Zu diesem Zweck werden die Rosenstielenden frisch angeschnitten und für 2-3 Sekunden in kochendes Wasser getaucht. Das mag sich entsetzlich anhören, und zugegebener Maßen mag ich es überhaupt nicht erst versuchen, hat jedoch einen besonderen Sinn. Durch diese resolute Maßnahme werden in den Leitungsbahnen der Stiele die Luftbläschen entzogen, die sonst die Wasseraufnahme blockieren könnten.

Wenn Sie einen Rosenstrauß kaufen oder geschenkt bekommen, ist zumeist ein kleines Tütchen Frischhaltemittel dabei. Mit diesem Mittel desinfizieren Sie das Vasenwasser bis zu einem gewissen Grad und verhindern zu rasches Bakterienaufkommen und Schimmelpilzbildung in der Vase. Wunder können diese Mittel leider auch nicht vollbringen, dazu müssten sie schon in der Lage sein, den natürlichen und biologischen Verfall zu stoppen. Sie können sich solch ein Frischhaltemittel aber auch selber herstellen und durch Zugabe von Essig den PH- Wert des Wassers senken.

Frischhaltemittel

Geben Sie auf 1 Liter Wasser 1 Teelöffel milden Essig und 2 Teelöffel Zucker oder Traubenzucker, schütteln oder umrühren, fertig ist das „Vasenwunder“.

Insgesamt gilt für Rosen

Nicht in der prallen Sonne platzieren, auch die Nähe von Heizkörpern macht den Blüten ein rasches Ende. Ebenso die Nähe von Obst. Früchte, vor allem Äpfel, geben Ethylen ab, wodurch die Rosen oder auch andere Blumen schneller verblühen. Wenn die Rosen doch schon am nächsten Tag die Köpfe hängen lassen, hilft vielleicht noch der Badewannentrick. Die Rosen unter heißem Wasser erneut anschneiden, in Zeitungspapier wickeln und über Nacht flach in eine mit Wasser gefüllte Badewanne legen. Wenn Sie Glück haben, lösen sich die blockierten Leitungsbahnen noch einmal und die Rose kann wieder genügend Wasser aufnehmen.

Zum guten Schluss, wenn alle Rettungsversuche gescheitert sind, erinnern Sie sich an die Verwendung der Rosen für Trockengestecke, Potpourris o.ä. und hängen den Strauß Rosen schnell zum Trocknen auf.

Literaturverzeichnis Rose

Barbara Rias-Bucher, Vegetarische Küche, Südwest Verlag, München 1995

Bruno Vonarbur, Natürlich gesund mit Heilpflanzen, Haug, AT Verlag, Aarau 1996

Das Große Blumen- und Pflanzenbuch, Corvus Verlag, Berlin 1978

Diether Ebeler; ARD Ratgeber Heim und Garten, Naturalis Verlag, München/Köln 1988

Dr. Gottfried Hertzka, Dr. Wighard Strehlow, Große Hildegard Apotheke, Bauer Verlag, 1992

Dr. H. Grusche, Heilpflanzen für dich und für mich, Lehrmeisterbücherei, Nr. 1325

Dr. med. Christian Wanger; Mit Heilkräutern schön und gesund, Prisma Verlag, Salzburg 1978

Dr. med. E. Schneider; Nutze die Heilkraft unserer Nahrung, Saatkorn Verlag, Hamburg ISBN 3876891361

Dr. med. Oswald Bianco; Gesundheitsbuch für die Familie, Bremer Brücken Verlag, Bremen 1957

Dr. med. R. F. Weiß, Moderne Pflanzenheilkunde, Sanitas Verlag, Bad Wörishofen 1973

E. Burgerstein, Heilwirkung von Nährstoffen, Haug Verlag, Heidelberg 1984

Erich Heiß, Wildgemüse und Wildfrüchte, ISBN 15220

Heidrun Jantzen, Er liebt mich, er liebt mich nicht, Franckh Kosmos Verlag, Stuttgart 1996

Irmgard Wenzel; Blütentherapie Dr. Bach, Falken Verlag, Niedernhausen/Ts 1995

Klaus Oberbeil/ Dr. med. Ch. Lenz, Obst und Gemüse als Medizin, Südwest Verlag, München 1996

Lenz, Dr. med. Widukind, Ernährung und Konstitution, Urban & Schwarzenberg Verlag, Berlin/München 1949

M. Becker, Wildrosen, Mosaik Verlag, 1992

Marianne Leconte, Die Yin-Yang Diät, Cornelia Ahlering Verlag, Hamburg 1989

Matthiolus, New Kreuterbuch, Prag, 1563

Müller Irmgard, (hl. Hildegard Heilmittel) Heilwissen aus der Klostermedizin Freiburg, Herder Verlag, Freiburg 1993

Nevill und Susan Drury, Handbuch der heilenden Öle Aromen und Essenzen, Windpferd Verlag, Aitrang 1989

Norddeutsche Zucker GmbH & Co, Handbuch für die Einmachzeit o.J.

Penny Black; Düfte im Haus, AT Verlag, Aarau 1990

Peter Beales, Moderne Rosen, Dumont Verlag, Köln 1996

Rita Pilaske, Die verborgenen Heilkräfte unserer Bäume, Midena Verlag, Augsburg 1998

Rita Pilaske, Natürlich gesund mit Weißdorn, Midena Verlag, Augsburg 1999

Robert Markley; Die BVL Rosen Enzyklopädie, München 1997

Susanne Fischer-Rizzi; Himmlische Düfte, Hugendubel, München 1990

Tabernaemontanus/Bauhinus, Kräuterbuch, Basel 1731/Reprint Köbel, München 1975

Wolfgang Thielke, Das praktische Kursbuch, Hausmittel, Weltbild Buchverlag, Augsburg 1998

Yves Rocher; 100 Pflanzen 1000 Möglichkeiten, Paris 1976

Bezugsquellen

Wildrosen bekommen Sie grundsätzlich in jeder guten Baumschule. Was nicht vorrätig ist, kann dort sicherlich bestellt werden. Die hier dargestellten Rosenanbieter (es können an dieser Stelle nicht alle benannt sein) verfügen über ein erhebliches Sortiment an Rosen und Wildrosen. Hier können Sie in aller Ruhe per Katalog auswählen und bestellen und erhalten Ihre Traumrosen durch den Postversand geliefert.

Bei Interesse stehen Ihnen kompetente Ansprechpartner zur Seite, die Ihnen bei der Auswahl gerne mit Rat und Wissen zur Verfügung stehen.

- U. Goos – Baumschulen, 69168 Wiesloch-Baiertal
- I. Jensen, 24960 Glücksburg
- Rosen- Union, 61231 Bad Nauheim/ Steinfurth
- W. Kordes & Söhne, 25365 Klein Offenseth- Sparrieshoop

Besichtigungen

Adressen, wo Sie Rosen in allen Variationen besichtigen können. Planen Sie doch einmal einen Besuch

im:

- Deutsches Rosarium VDR, im Westfalenpark, Am Kaiserhain in Dortmund.
- Botanischer Garten und Botanisches Museum, in Berlin-Dahlem, Königin-Luise-Str. 6-8.
- Rosarium Sangerhausen, Steinberger Weg 3, in Sangerhausen. Auf 12,5 Hektar präsentieren sich Rosen aller Sorten und Farben.
- Rosengarten Zweibrücken und Wildrosengarten an der Fasanerie, in Zweibrücken.
- Rosengarten im Palmgarten, Siesmayerstr. 61, in Frankfurt/a. M.
- Oder Sie fahren die Wildrosenstraße auf der Insel Mainau am Bodensee entlang.
- Für weitere Auskünfte, für Rosenfreunde und die, die es noch werden wollen, steht Ihnen der Verein, „Deutscher Rosenfreunde“ zur Verfügung:
- VDR Geschäftsstelle, Waldseestraße 14, 76530 Baden-Baden

Stichwortregister

R

S

U

V

W

Z